DIPL. PSYCH. SONJA UNGER

MIKRO TRAUMA

humboldt

INHALT

VORWORT

Liebe Leserin, lieber Leser,

in meiner Psychotherapiepraxis begegnen mir naturgemäß zahlreiche Menschen mit Depressionen, Angsterkrankungen, Zwängen, Essstörungen und anderen psychischen Erkrankungen. Nahezu jeder und jede fragt sich, wieso gerade er oder sie davon betroffen ist.

Die gängigen Erklärungsmodelle nehmen an, dass es eine Vielzahl an Faktoren gibt, die bei Menschen zu psychischen Beschwerden führen können: die Gene, der Verlust von positiven Erfahrungen, chronischer Stress, Verletzungen in der Kindheit, Traumata, dysfunktionale Gedanken, Glaubenssätze und Verhalten und eine Menge anderer Dinge. Die Aufgabe von Psychotherapeuten und Psychotherapeutinnen ist es, zunächst diese Zusammenhänge gemeinsam mit ihren Patientinnen und Patienten herauszuarbeiten.

Über die Jahre hinweg ist mir dabei eines aufgefallen: Einige Menschen berichten mir von chronischen Verletzungen, denen sie in ihren Partnerschaften, Freundschaften, in der Schule, in ihrer Kindheit, bei der Arbeit oder in anderen Lebensbereichen ausgesetzt sind oder waren. Diese Beobachtung wirft die Frage auf, ob psychische Störungen auch aus einer Atmosphäre wiederkehrender Mikroverletzungen entstehen können. Können Menschen dadurch gar traumatisiert werden?

Mit Mikroverletzungen meine ich beispielsweise eine von Entwertungen vergiftete Umgebung, wie wir sie in manchen Familien vorfinden, in Partnerschaften, bei der Arbeit oder in der Schule. Ich spreche von kleinen, aber spitzen und auf die Dauer schmerzhaften Herabwürdigungen unserer Person. In wiederkehrenden Grenzerfahrungen, wie wir sie beispielsweise bei einer schweren körperlichen Erkrankung oder bei Beeinträchtigungen erleben.

Den Begriff der Traumatisierung verwende ich nicht leichtfertig. Zu groß ist die Gefahr, dass der Begriff „Trauma" verwässert. In den sozialen Medien ist das aus meiner Sicht bereits der Fall. Aus diesem Grund stand ich während der Arbeit an diesem Buch in einem unangenehmen Spannungsfeld. Einerseits möchte ich meine auf wissenschaftlichen Arbeiten basierenden Überlegungen zu mikrotraumatischen Erfahrungen mit dir teilen. Andererseits möchte ich nicht den Eindruck erwecken, dass hinter jeder psychischen Störung eine Art Trauma stecken müsse. Außerdem möchte ich nicht mit dem Finger auf jene Menschen zeigen, die sich scheinbar „traumatisierend" verhalten. Meine Absicht ist es, dir in diesem Buch die Grenzen und das Hilfreiche des Konzepts „Mikrotrauma" mitzugeben.

Im Verlauf des Schreibens machte ich mir viele Gedanken darüber, wie Menschen durch sich wiederholende Mikroverletzungen schließlich ihre mentale Gesundheit einbüßten. Ich dachte auch darüber nach, wie es in unserer heutigen Gesellschaft dazu kommt, dass wir in so vielen verschiedenen Lebensbereichen auf unterschiedliche Mikroverletzungen treffen. Ich ließ mir dabei all die Erfahrungen durch den Kopf gehen, die ich über zehn Jahren lang in meiner praktischen Tätigkeit gemacht hatte.

Mit diesem Buch möchte ich Antworten auf zwei bedeutsame Fragen geben, die du dir möglicherweise auch schon einmal gestellt hast:

- Warum erkranke gerade ich scheinbar plötzlich und ohne Grund an einer psychischen Störung?
- Eigentlich geht es mir doch nicht so schlecht. Warum kann ich nicht aus eigener Kraft verändern, was mir nicht guttut?

Das sind die Fragen, mit denen all meine Patienten und Patientinnen in den ersten Gesprächen zu mir kommen. Nicht jeder spricht sie aus, aber ich kann sie in jedem von ihnen brennen sehen. Und ich spüre, wie groß das Schamgefühl ist, das diese Fragen so häufig begleitet. Oft schämen sich die Menschen, die mir gegenübersitzen, so sehr, dass sie mir nicht einmal in die Augen sehen können.

Deshalb baue ich zuallererst gemeinsam mit ihnen diese äußerst schmerzhaften Gefühle von Unzulänglichkeit, Versagen und Scham ab, und zwar geduldig, nach und nach. Erst wenn ein Mensch verinnerlicht hat, dass es kein menschliches Versagen ist, eine psychische Erkrankung zu entwickeln, sondern es immer nachvollziehbare Gründe dafür gibt, kann der Weg zur Genesung beginnen. Erst dann werden Menschen frei und bestärkt, sich selbst und ihre Bedürfnisse ehrlich und mutig anzuschauen und alles dafür zu tun, diese in Zukunft besser zu beschützen und zu erfüllen. So haben es mich meine Patienten und Patientinnen gelehrt.

Genau aus diesem Grund findest du in diesem Buch eine Reihe von Berichten aus der Arbeit mit einigen dieser Menschen. Für jede einzelne Zeile habe ich ihr freundliches Einverständnis eingeholt, für das ich sehr dankbar bin. Ich habe die Geschichten und Beschreibungen so verändert, dass sie nicht mehr zu erkennen sind. Die Erzählungen bestehen nun aus einzelnen Teilen verschiedener Begegnungen, die ich versucht habe, sinnvoll miteinander zu verbinden. Lass mich noch eines hinzufügen: Wenn ich von Patienten und Patientinnen spreche, möchte ich diesen Begriff nicht als Beschreibung eines

Menschen verstanden wissen, sondern bestenfalls als die Beschreibung eines Zustands und der Beziehung, die wir in unserer gemeinsamen Arbeit miteinander hatten.

Im Verlauf dieses Buches werde ich dir Beispiele, Forschungsergebnisse und theoretisches Wissen an die Hand geben, mit denen du hoffentlich einen immer klareren Blick darauf werfen kannst, ob auch du möglicherweise durch ein Mikrotrauma belastet bist. Ich werde dir aufzeigen, wie diese Art der Verletzungen deine Gesundheit belasten kann und wie du die Hilfestellungen, die ich dir im letzten Teil dieses Buches vorschlage, gezielt für dich nutzt.

Dieses Buch soll also dazu beitragen, dass wir genauer hinsehen. Vor allen Dingen soll es dabei helfen, dass wir auf einer tieferen Ebene nachvollziehen, was Menschen in ihren Beziehungen mit anderen erleben und wie manche dieser Erlebnisse dazu führen können, dass wir selbst unter scheinbar besten Bedingungen psychisch krank werden. Es soll aufzeigen, wie auch ein Umfeld „kleiner“ und manchmal scheinbar unsichtbarer Verletzungen die seelische Basis eines Menschen angreifen, sie brüchig werden lassen und schließlich die mentale Gesundheit gefährden können. Und es soll Anregungen geben, wie wir aus diesem Kreislauf aussteigen und langsam wieder zu uns selbst finden können.

Und noch eines: Ich möchte mit meinem Buch alle Menschen einbeziehen und wechsle daher männliche und weibliche Formen ab. Im Plural verwende ich entweder beide Formen oder der Einfachheit halber manchmal auch nur die männliche Form, mit der ich alle Geschlechter meine. Bitte fühle dich auch angesprochen, falls ich deine spezifischen Pronomen nicht verwendet habe.

Deine Sonja Unger

MIKROTRAUMATA VERSTEHEN

Warum gerade ich? Und warum gerade jetzt? Ich gehe davon aus, dass du dieses Buch in den Händen hältst, weil du dir diese Fragen schon einmal gestellt hast. Vielleicht fragst du dich aber auch, warum ein Freund oder eine liebe Angehörige von dir eine psychische Störung entwickelt hat, obwohl von außen betrachtet doch alles einigermaßen gut läuft.

Wenn es im Leben plötzlich nicht mehr läuft

Ist es nicht so, dass wir insgeheim nur jenen Menschen psychische Erkrankungen zugestehen, die von außen betrachtet Dinge erlebt haben, die bei jedem Menschen unermessliches Leid verursachen würden? Oder, und dieser Gedanke löst ein noch größeres Unbehagen in mir aus, dass wir nur dann psychisch krank werden, wenn wir „schwach" seien? Jedenfalls ist es das, was ich in Gesprächen mit den unterschiedlichsten Menschen immer wieder heraushöre.

Wir scheinen anzunehmen, dass die alltäglichen Schwierigkeiten des Lebens, wie beispielsweise Konflikte in der Partnerschaft, Probleme bei der Arbeit oder Streitigkeiten mit Freunden, bei uns allen zwar unangenehme Gefühle und insgesamt eine schwierige Zeit auslösen können, unsere mentale Gesundheit jedoch dadurch nicht beeinträchtigt werden sollte. Schließlich erleben wir doch alle einmal eine schwierige Zeit in der Partnerschaft oder fühlen uns hin und wieder von Arbeitskollegen schlecht behandelt.

Trotz der mittlerweile vielfältigen Aufklärungsarbeit in Bezug auf psychische Erkrankungen scheinen wir noch immer verinnerlicht zu haben, dass das „Etikett", an einer psychischen Störung zu leiden, ein Makel ist. So als ob Menschen, die unter Depressionen, Angststörungen, Suchterkrankungen oder Zwängen leiden, nicht richtig funktionieren würden oder als ob sie zu „schwach" seien für das Leben. Welch unendliches Leid diese meist unbewussten Annahmen in den Leben von Betroffenen und deren Angehörigen auslösen können, möchte ich dir im Folgenden aufzeigen.

Drei Fallgeschichten

Zu diesem Zweck lasse ich dich in meine Arbeit mit einem Patienten und zwei Patientinnen hineinblicken. Auch wenn du deine eigene Geschichte darin nicht wiedererkennen magst, wird vielleicht dein Blick auf diejenigen Erlebnisse in deinem Leben geschärft, die deine Grenzen überschreiten oder überschritten haben, oder wann und wieso du dich manchmal in deinem Selbstwertgefühl gekränkt fühlst. Ideen, wie du in Zukunft damit umgehen kannst, findest du im dritten Teil des Buches.

Martina: Kann Mobbing traumatisieren?

„Ich kann nicht mehr schlafen, weil ich Albträume von der Arbeit habe. Ständig geht mir durch den Kopf, was ich dort erlebe. Ich kann nicht verstehen, wie Menschen so böse sein können. Ich habe mein ganzes Leben lang gearbeitet und war nur selten krank. Normalerweise gehe ich sogar mit einer Erkältung arbeiten. Und jetzt muss ich jeden Morgen darum kämpfen, dass ich überhaupt aufstehe. Ich bin innerlich total unruhig und gleichzeitig erschöpft. Wenn ich dann aufgestanden bin, muss ich immer etwas zu tun haben, mich ablenken. Ich möchte niemanden mehr sehen und könnte nur noch weinen. So etwas habe ich noch nie erlebt!"

Martina hatte die Beine fest übereinandergeschlagen und wippte unruhig auf dem Sessel auf und ab. Sie war eine kleine, zierliche Frau um die 60 Jahre. Wenn sie sprach, wirkte sie aufgewühlt und entrückt, als befände sie sich nicht im selben Raum mit mir.

Martina erzählte mir bei unserem ersten Gespräch, dass sie seit zwei Jahren auf der Arbeit von einer Gruppe aus vier Kollegen und Kolleginnen vorgeführt, in die Enge getrieben, entwertet, bedroht und beleidigt werde. So fehlten beispielsweise regelmäßig Arbeitswerkzeuge an ihrer Maschine, die sie routinemäßig an den immer gleichen Platz lege. Wann immer sie die umstehenden Kollegen danach frage, werde sie mit Beleidigungen überhäuft. Dann höre sie Sätze wie: „Wie bekloppt bist du eigentlich? Räum halt richtig auf!" oder „Willst du etwa sagen, dass ich dich beklaut habe? Dann mach ich dich fertig, das verspreche ich dir!"

Sie habe zu Arbeitsbeginn auch schon eine völlig verdreckte Maschine angetroffen und sei dann von ihrem Schichtführer für den Missstand beschuldigt worden. Sie habe beobachtet, wie die besagten Arbeitskollegen und -kolleginnen sich danach unterhalten und gelacht hätten. Eine Frau habe sie sogar direkt angeschaut und ihr mit einem zufriedenen Lachen zugewunken. Auch für Produktionsfehler war sie bereits fälschlicherweise verantwortlich gemacht worden.

All dies habe begonnen, als eine neue Mitarbeiterin eingestellt worden sei, die sehr laut und verbal ausfällig sei. Martina habe den Fehler gemacht, sich einige Male vor eine jüngere Mitarbeiterin zu stellen, die von dieser Frau beleidigt worden sei. Danach sei sie in den Fokus der Anfeindungen geraten.

Anfangs habe Martina versucht, sich ruhig zu verhalten und keinen Anlass für Ausfälligkeiten zu bieten. Doch mit der Zeit sei das Verhalten dieser Gruppe immer belastender geworden. Sie habe einige Male versucht, mit ihrem Vorgesetzten darüber zu reden. Dieser habe jedoch nur hilflos mit den Schultern gezuckt und gemeint, sie solle sich am besten ruhig verhalten, dann würden sich die Gemüter schon wieder beruhigen. Danach sei sie noch schlimmer behandelt worden. Auch von den übrigen Schichtmitarbeitern könne sie sich keine Hilfe erhoffen. Diese würden versuchen, sich möglichst unauffällig zu verhalten, um nicht selbst ins Visier zu geraten. Schließlich sei die Belastung zu groß geworden. Seither sei sie krankgeschrieben.

Martina hatte inzwischen Angst davor entwickelt, ihre Wohnung zu verlassen, ans Telefon zu gehen oder Briefe zu öffnen. Sie hatte massive Schlafstörungen, Verspannungen am ganzen Körper, Migräne, wiederkehrende Panikattacken, intensive Unruhezustände, Schreckhaftigkeit, Gedankenkreisen, einen Verlust an Freude und Antrieb und fühlte sich niedergeschlagen. Allein ihr Partner, der sich um ihr Wohlergehen sorgte, war ihr eine Stütze.

„Das hört sich sehr belastend an", begann ich die Situation etwas zusammenzufassen. „Und es klingt, als hätten Sie schon vieles ausprobiert, um die Situation zu verändern. Mir scheint, als würde sich die Arbeitssituation trotz Ihrer Bemühungen nicht verbessern. Ich kann gut verstehen, dass Sie diese Situation überlastet." – „Ja. Ich kann so nicht mehr arbeiten gehen, obwohl mir das Arbeiten wichtig ist! Kündigen kommt für mich aber auch nicht infrage. Ich arbeite seit beinahe 30 Jahren in dieser Firma. Bisher habe ich mich dort wohlgefühlt und bin mit allen gut ausgekommen. Das möchte ich mir nicht wegnehmen lassen. Ein Schichtwechsel kommt aber auch nicht infrage, denn dann würde ich meinen Mann nicht mehr sehen. Und für die Rente fehlen mir noch drei Jahre."

Martina wirkte hilflos. Besonders auffallend war, dass Martina zu Beginn unserer Zusammenarbeit kaum auf meine Fragen und Anmerkungen reagierte. Immer wieder berichtete sie von den verschiedenen Vorkommnissen bei der Arbeit, die sie verletzt oder verängstigt hatten. Ich konnte sehen, wie sie dabei intensive Gefühle erlebte. Es schien, als würde sie mich und den Praxisraum nicht mehr wahrnehmen.

Martina nahm zum ersten Mal psychotherapeutische Hilfe in Anspruch, denn sie hatte noch nie zuvor derartige Beschwerden gehabt. Da wir keine weiteren Lebensereignisse identifizieren konnten, die in einem Zusammenhang mit den Symptomen stehen könnten, vermutete ich, dass Martina möglicherweise an einem Mikrotrauma leiden könnte, ausgelöst durch das Mobbing bei der Arbeit.

Hannes: Plötzlich die Stabilität verloren

Hannes, 43 Jahre alt, war Familienvater eines neunjährigen Sohnes und einer 14-jährigen Tochter und arbeitete als Bademeister. Als sein Sohn nach der Corona-Pandemie plötzlich die Schule verweigerte, traten die ersten Beschwerden auf.

Hannes fühlte sich zunehmend angespannt und unter Druck gesetzt. Es fiel ihm schwer, zur Ruhe zu kommen und Kraft zu tanken. Nachts schlief er nur noch drei bis vier Stunden, und während er auf den nächsten Morgen wartete, quälten ihn Versagensängste und Sorgen. Bei der Arbeit war es ihm kaum noch möglich, sich auf eine Tätigkeit zu konzentrieren. Seine Gedanken schweiften immer wieder zu all den Aufgaben ab, die er noch zu erledigen hatte, oder zu den Dingen, die schiefgehen könnten. Regelmäßig ergriff ihn eine intensive Unruhe. Dann schlug ihm das Herz bis zum Hals, seine Gliedmaßen begannen zu zittern, Hitze stieg in ihm auf und das Atmen fiel ihm schwer. Er fühlte sich niedergeschlagen, antriebslos und unsicher. Der Glaube, nicht gut genug zu sein, hatte sich tief in sein Erleben gegraben.

„Ich muss jetzt schauen, dass das wieder besser wird. Ich muss daran arbeiten, dass ich mich entspannen kann. Das wird schon wieder“, beschwichtigte er mich, als ich ihn nach seiner besorgniserregenden Schilderung der Symptome fragte, was er gerne verändern würde. „Was haben Sie denn früher anders gemacht, als Sie sich noch leichter entspannen konnten und gut bei Kräften waren?“, fragte ich Hannes.

„Ich habe auch früher schon viel gearbeitet. Ich hatte einen herausfordernden Job mit viel Verantwortung. Und ich habe damals viel mit meinen Kumpels unternommen. Wissen Sie, wo ich herkomme, da haben wir echte und langjährige Freundschaften geschlossen.“ Hannes' Augen wurden feucht. „Ich glaube sogar, das waren meine besten Jahre. Wissen Sie, als ich meine Frau kennengelernt habe, war das Liebe auf den ersten Blick. Sie konnte sich nie vorstellen, zu mir zu ziehen. Deshalb bin ich zu ihr gezogen. Das hat am Anfang gut funktioniert. Aber seit wir Kinder haben, fühle ich mich wie das fünfte Rad am Wagen. Mit meinen alten Freunden habe ich keinen Kontakt mehr, schließlich hat jeder sein eigenes Leben. Meine jetzige Arbeit ist okay, aber richtig herausfordernd ist sie nicht. Ich werde geschätzt und ich denke, die Leute wissen auch, dass sie sich auf mich verlassen können, aber meine alte Arbeit fehlt mir manchmal schon.“

Ich konnte Hannes' Verzweiflung darüber, dass er scheinbar seine Stabilität verloren hatte, eindrücklich nachspüren. Als er vor zwanzig Jahren umgezogen war, hatte sich sein Leben nach und nach verändert. Er hatte seinen Traumjob und seine Freunde aufgegeben, er hatte einen wenig befriedigenden Job, in seiner Familie fühlte er sich weder willkommen noch gebraucht. Nur die in die Jahre gekommene Hundedame war stets an seiner Seite. Hannes fühlte sich niedergeschlagen, einsam, erschöpft und hoffnungslos. Das hatte er so noch nie erlebt. Und das Schlimmste war, dass er sich nicht erklären konnte, wie es so weit gekommen war.

Hannes litt unter einer Depression. Es war ihm kaum noch möglich, das tägliche Arbeitspensum zu bewältigen und seine Gedanken zu ordnen. Obwohl sich seine Erkrankung schleichend entwickelt hatte, hatte Hannes nicht bemerkt, wie und weshalb seine Lage immer prekärer geworden war. Zumindest auf den ersten Blick schien es für Hannes unerklärlich, dass er aus seiner Sicht zu einem solchen „Schwächling“ geworden war.

Sabine: Wenn die Mutterbeziehung in die Essstörung führt

Sabine füllte den Sessel zur Gänze aus. Ihre Gehstöcke lehnten an dem Beistelltisch neben ihr. Mit großer Mühe war sie damit durch die schwerfällige Eingangstür meiner Praxis getreten. Verwundert hatte ich sie angeschaut, denn sie wirkte eigentlich noch zu jung für Gehhilfen. Sabine erzählte mir, dass sie schon ihr ganzes Leben unter ihrer „lieblosen, machthungrigen" Mutter leide. Diese verlange ihr alles ab, was sie zu geben habe, und sogar darüber hinaus.

„Sie verlangt von mir, dass ich sie zu all ihren unzähligen Arztterminen fahre und mit ihr einkaufen gehe. Wenn ich das nicht tue, werde ich entweder beschimpft oder völlig ignoriert und dann bei sämtlichen Verwandten als ‚undankbare, faule Tochter' angeprangert."

Sabines Ton war aufgebracht. Sie erklärte mir, dass ihre Mutter allein lebe und nun zunehmend Unterstützung brauche. Obwohl sie noch eine Schwester und einen Bruder habe, sei es schon immer sie gewesen, die von ihrer Mutter ausgenutzt und abgewertet worden sei. Sie sei die Tochter, die nie etwas recht machen könne. Als einziges der drei Kinder übernehme Sabine seit zwei Jahren sämtliche Fahrten, Einkäufe und sonstige Erledigungen für ihre Mutter. Außerdem nehme sie sich täglich Zeit, mit ihrer Mutter zu telefonieren, damit sich diese nicht vernachlässigt fühlte. Das ermüde sie zunehmend, vor allem weil sich ihre Mutter meist nur über ihre Schmerzen, die dummen Nachbarn, die undankbare Verwandtschaft und über all das beklage, was sie in ihrem Leben nicht hatte haben können. So gut wie nie frage sie nach dem Wohlergehen ihrer Tochter.

„Ich kann mir vorstellen, dass Sie sich überlastet fühlen bei den ganzen Anforderungen, die Ihre Mutter an Sie stellt. Wie geht es dabei Ihrem Körper? Ich sehe, dass Sie Probleme mit dem Laufen haben", fragte ich Sabine. „Nicht gut. Ich habe überall Schmerzen. Die Ärzte meinen, dass ich unter Weichteilrheuma leide. Ich war schon mehrmals in stationärer Reha, aber leider hält die Verbesserung nicht lange an. Mein linkes Knie ist auch vollkommen kaputt. Das muss ich demnächst operieren lassen."

Sabine berichtete, dass die Schmerzen teilweise so groß seien, dass sie kaum noch ohne Rollator oder Gehstöcke laufen könne. Obwohl augenscheinlich Sabines Übergewicht einen großen Anteil an ihren körperlichen Einschränkungen hatte, kam sie nicht darauf zu sprechen. Und da sie bereits von den vielen Entwertungen ihrer Mutter berichtet hatte, schloss ich daraus, dass Sabine bestimmt schon unzählige Herabwürdigungen ihres Körpers hatte einstecken müssen. „Was möchten Sie gerne in einer Psychotherapie erreichen? Was soll sich in Zukunft für sie verändern?“, fragte ich Sabine.

„Ich möchte mich gerne wieder mehr um mich selbst kümmern. Ich muss dringend meine ganzen körperlichen Baustellen angehen. Ich will mich auch nicht mehr so antriebslos und niedergeschlagen fühlen. Ich will lernen, meiner Mutter auch mal Nein zu sagen und dabei kein schlechtes Gewissen zu haben.“ Sabine blühte sichtlich auf, als sie sich vorstellte, wie viel angenehmer sie sich fühlen würde, wenn es endlich einmal um sie gehen dürfte.

Einige Gespräche später wurde deutlich, dass Sabine unter einer Binge-Eating-Störung und einer wiederkehrenden depressiven Störung litt. Beide Erkrankungen begleiteten sie schon seit ihrer Jugend, möglicherweise sogar bereits seit ihrer Kindheit. Anders als Hannes hatte Sabine eine klare Vorstellung davon, was die Ursache all ihrer Probleme war. Seit sie denken konnte, hatte sie unter der Lieblosigkeit und „manipulativen Gehässigkeit“ ihrer Mutter gelitten. Sie fragte sich also nicht, warum sie unter einer Essstörung und einer Depression litt.

Was sie jedoch quälte, war die Frage, weshalb sie sich nicht von ihrer Mutter abgrenzen konnte. Wieso konnte sie nicht anders, als stattdessen zu essen und sich zu Hause zurückzuziehen? Warum konnte sie sich nicht aus eigener Kraft aus dieser Misere heraushelfen? Diese Fragen gingen ihr immer wieder durch den Kopf, sobald ihre Mutter die Autotür ohne ein Dankeschön zuknallte oder sie wieder einmal mit Tränen in den Augen auf ihr Smartphone blickte, nachdem ihre Mutter sich nach eineinhalb Stunden Wehklagen nicht ein einziges Mal nach ihrer Tochter erkundigt hatte.

Mentale Gesundheit und andauernde Belastung

Viele der Menschen, mit denen ich arbeite, fragen sich genau wie Hannes, weshalb sie sich plötzlich nicht mehr wohlfühlen in ihrer Haut und in ihrem Leben. Wieso werden sie wie aus dem Nichts heraus plötzlich von Ängsten und Sorgen geplagt, können nachts nicht mehr schlafen oder fühlen sich erschöpft und antriebslos? Wohin sind ihre Lebensgeister und ihr Selbstwertgefühl verschwunden? Und vor allem: Warum waren diese so schlagartig verloren gegangen?

Nahezu jeder meiner Patienten und Patientinnen hatte zu Beginn der Psychotherapie den Eindruck, dass die Symptome, unter denen er oder sie litt, ein Zeichen von Schwäche seien. Ein Beweis dafür, dass sie scheinbar nicht mehr „richtig funktionierten". So als müssten wir einfach alles im Leben hinnehmen, aushalten und sogar unbeschadet überstehen können – jedenfalls das, was wir gemeinhin als „alltäglich" oder zumindest nicht als außerordentliche Ereignisse auffassen. Andere hätten doch viel Schlimmeres erlebt.

Sie schämen sich aus tiefstem Herzen. Dieses Gefühl ist eines der schmerzhaftesten Gefühle, die das menschliche Repertoire zu bieten hat oder wie die amerikanische Autorin Brené Brown es ausdrückt: „Scham ist das äußerst schmerzhafte Gefühl bzw. die äußerst schmerzhafte Erfahrung zu glauben, dass wir fehlerhaft sind und deshalb keine Liebe und Zugehörigkeit verdienen."[1]

Einige meiner Patienten und Patientinnen haben dagegen bereits zu Beginn der Therapie eine Ahnung, was ihnen zu schaffen macht. Wie Martina und Sabine sind sie sich ihrer Stressfaktoren im Leben durchaus bewusst und stellen sich gerade deshalb die folgenden Fragen: Wenn ich doch weiß, was mir nicht guttut, warum schaffe ich es dann nicht, diese Dinge zu verändern oder ihnen zumindest aus dem Weg zu gehen? Warum fällt es mir so schwer, etwas zu ändern?

Warum muss ich erst krank werden? Warum kann ich nicht aus eigener Kraft wieder gesund werden?

Vielleicht spürst du es: Auch diese Menschen schämen sich. Genau wie jene Menschen, die nicht wissen, was die Ursachen ihrer Erkrankungen sind, empfinden auch diejenigen Menschen Scham, die eine Ahnung davon haben, was sie krank macht, es aber nicht ändern können. Wir scheinen noch immer verinnerlicht zu haben, dass wir mental stabil bleiben müssen, solange wir nicht zumindest ein „großes" Trauma erlebt haben. Wobei ich bezweifle, dass jedem Menschen klar ist, was die Psychotherapie überhaupt unter einem „großen" Trauma versteht.

Ich kann dir schon jetzt ganz deutlich sagen: Keine einzige psychische Krankheit entsteht aus einer persönlichen „Schwäche" heraus. Niemand ist „verrückt". Es ist vielmehr so, dass wir Menschen in unserem Leben eine Menge Dinge erleben, die uns belasten können. Kommen viele schwierige Erlebnisse und Erfahrungen zusammen, kann das unsere Psyche sogar überlasten. Dann sucht sie für uns nach Lösungen. Sie sucht in dem, was wir bisher gelernt haben, nach Strategien, um unser Leid zu mildern, und sei es auch nur kurzfristig. Manchmal ergeben sich daraus neue Schwierigkeiten, beispielsweise die Entwicklung von Symptomen einer psychischen Störung.

Wenn ein Mensch eine Krise erlebt, in der er sich etwa durch einen Arbeitsplatzverlust ängstlich oder unsicher fühlt und den Eindruck hat, die Kontrolle zu verlieren, findet seine Psyche möglicherweise eine Erleichterung darin, wenigstens die Situationen zu vermeiden, die weitere Ängste auslösen könnten. Womöglich beginnt der Betroffene dann, das Einkaufen in vollen Lebensmittelgeschäften zu vermeiden, wo er vielleicht eine Panikattacke erleben könnte. Das gibt diesem Menschen wieder ein wenig mehr Kontrolle über seine Gefühle. Schließlich kann er damit scheinbar sicherstellen, einer unangenehmen Angstattacke aktiv aus dem Weg gehen zu können. Damit bestätigt sich jedoch insgeheim die Annahme, intensive Angst nicht aushalten zu können. Die Angst wird zum mächtigen und allgegenwärtigen Feind, den es zu vermeiden gilt. Auf diese Weise kann sich eine Angststörung entwickeln, die das Leben des Betroffenen zunehmend einschränkt.

Das Vulnerabilitäts-Stress-Modell

Lass uns nun zunächst einmal ganz allgemein anschauen, welche Faktoren im Leben eines Menschen zur Entwicklung einer psychischen Störung führen können. Dazu nutzen wir das bekannte Vulnerabilitäts-Stress-Modell von Wittchen.[2] Diesem habe ich den Begriff „Mikrotrauma" hinzugefügt, damit du siehst, in welchem Zusammenhang uns auch eine Anhäufung von kleinen seelischen Verletzungen belasten kann. Hier eine leicht modifizierte Übersicht:

Interne Faktoren:

- genetische Disposition (z. B. Geschlecht, Temperament)
- Alter
- Persönlichkeit (z. B. Schüchternheit)
- neurobiologische Faktoren (z. B. Ungleichgewicht von Botenstoffen im Gehirn, Stresshormone)
- Verlust (z. B. eines Elternteils)
- Trauma bzw. Mikrotrauma
- psychologische Faktoren (z. B. Bewältigungsstrategien, soziale Unterstützung, Widerstandsfähigkeit, dysfunktionale Gedanken und Verhaltensmuster)
- entwicklungsbezogene Faktoren (z. B. Bindungserfahrungen, Impulskontrolle)

Externe Faktoren:

- soziale Umwelt: Interne Faktoren und die soziale Umwelt beeinflussen sich gegenseitig und können die Auftretenswahrscheinlichkeit bestimmter Erfahrungen sowie deren Bewältigungsmöglichkeiten und die Widerstandsfähigkeit mitbestimmen.
- Stressereignisse: kritische Lebensereignisse und weitreichende Veränderungen, z. B. Trennung, Verlust, Arbeitsplatzverlust, aktuelles Trauma bzw. Mikrotrauma. Das Ausmaß ihrer Auswirkung hängt von deren Häufigkeit, Art, Schwere und Dauer ab.

Wie du dir vorstellen kannst, beeinflussen sich all diese Faktoren gegenseitig. Psychische Prozesse sind komplex und noch immer haben wir nicht alle Zusammenhänge vollständig verstanden.

Unter den externen Faktoren findest du den Begriff „Stressereignisse“. Er fasst all die Erfahrungen und Ereignisse zusammen, die uns im Leben widerfahren können und die in uns Stress auslösen. Besonders chronischer Stress ist als Risikofaktor gut bestätigt. Wenn also in Menschen durch äußere oder innere Umstände eine lang anhaltende Stressreaktion ausgelöst wird, sind wir besonders verletzlich. Zu diesen chronischen Stressauslösern können wir unter bestimmten Bedingungen auch Mikrotraumata zählen.

Vielleicht hast du es entdeckt: Mikrotraumata können sowohl zu internen als auch zu externen Faktoren gehören. Das bedeutet, dass ein Mikrotrauma in der Kindheit die Verletzlichkeit erhöht, dass du psychische Symptome entwickelst, falls in deinem Leben erneut Stress entsteht. Du siehst in der Übersicht aber auch: Mikrotraumata ausgesetzt zu sein, stellt nur einen von vielen verschiedenen Faktoren dar, die unsere Psyche belasten und schließlich in ihrer Funktionsweise stören können. Eine Anhäufung kleiner seelischer Verletzungen kann also als eine von vielen weiteren Ursachen für psychische Erkrankungen gesehen werden. Es ist immer ein Zusammenspiel aus unterschiedlichen Faktoren, die zu einer psychischen Erkrankung führen.

Lass uns ein kleines Gedankenexperiment wagen. Hast du schon einmal so viele Ausgaben gehabt, dass dein Bankkonto Mitte des Monats bereits gähnend leer war? Kannst du dich daran erinnern, wie viel Angst das in dir ausgelöst hat? Angst davor, dir die Miete nicht mehr leisten zu können, dir nichts mehr zu essen kaufen oder deine Schulden nicht mehr begleichen zu können? Je nachdem, wie gefüllt das Bankkonto Anfang des Monats ist, kannst du dir mehr oder weniger leisten. Übersteigen deine Ausgaben jedoch dein Vermögen, entstehen Druck, Stress, Angst, vielleicht auch Schuld- und Schamgefühle.

Ganz ähnlich kann unsere Widerstandskraft durch Lebensereignisse aufgebraucht werden, die uns belasten. Ich bin mir beinahe sicher, dass auch du schon Zeiten in deinem Leben erlebt hast, in denen du den Eindruck hattest, das Schicksal meine es nicht gut mit dir. Verfolgt von schlechten Nachrichten, traurigen oder verletzenden Erfahrungen, von Misserfolgen und Verlusten hast du vielleicht gespürt, wie deine Kräfte schwinden und du dich mehr und mehr belastet fühlst. Es sind nicht nur einzelne schreckliche Ereignisse, die sich besonders in herausfordernden Lebensphasen wie Perlen auf einer Schnur aufreihen können, sondern auch anhaltend verletzende Beziehungen, in denen wir feststecken und die unsere Kraftreserven mit der Zeit übersteigen können. Was im Einzelnen wie eine alltägliche Begebenheit aussehen mag, kann sich in der Summe belastend auf unsere mentale Gesundheit auswirken.

Bezogen auf unseren Körper ist schon lange bekannt, dass sich mikrotraumatische Verletzungen zu Entzündungen und Vernarbungen auswachsen können, wenn die betroffenen Körperpartien nicht genügend Zeit haben, sich zu regenerieren, bevor der nächste Schlag kommt. Ich könnte mir vorstellen, dass du gerade darüber nachdenkst, was dir in deinem Leben bereits alles zugestoßen ist. Und möglicherweise geht dir dabei der Gedanke durch den Kopf: „Naja, aber das sind doch alles Dinge, die jedem von uns passieren.“ Könnte sein. Und genau deshalb müssen wir uns die Frage stellen: Wie kommt es, dass in Deutschland jeder Vierte mindestens einmal in seinem Leben an einer psychischen Erkrankung leidet? Könnte es sein, dass die Ereignisse, die scheinbar so „alltäglich“ sind, doch mehr Einfluss auf unsere mentale Gesundheit nehmen, als uns bewusst ist?

MERKMALE EINER TRAUMATISIERUNG

- sich allein, ausgeliefert oder verlassen zu fühlen
- in einer Art „Habachtstellung" sein
- Situationen, die an das Trauma erinnern, vermeiden
- nach dem Ereignis oder den Ereignissen scheinbar eine andere Person zu sein
- sich zu schämen und/oder schuldig zu fühlen
- das Erlebte nicht als abgeschlossene Erfahrung in den Lebensverlauf integrieren zu können, sondern immer wieder zu erleben

Trauma – ein vielschichtiger Begriff

Unter den vielen verschiedenen psychischen Störungen, die wir im Laufe unseres Lebens entwickeln können, stellt eine Traumatisierung eine besonders tiefgreifende Belastung für unsere psychische Gesundheit dar. Doch was verstehen wir unter dem Begriff „Trauma“?

Generell wird ein Ereignis erst dann als Trauma bezeichnet, wenn sich in der Folge posttraumatische Beschwerden entwickeln.[3] Das können spezifische Traumafolgestörungen sein oder andere psychische Erkrankungen wie beispielsweise eine Depression, Angst- oder Suchterkrankung, die als direkte oder indirekte Folge eines Traumas entstehen können. Mehr zu Traumafolgestörungen bzw. zur posttraumatischen Belastungsstörung findest du ab S. 32. Zunächst beschäftigen wir uns mit den verschiedenen Arten von Trauma.

In Fachkreisen werden vier Arten von Traumata beschrieben: das Schock-Trauma (Typ-I-Trauma), sich wiederholende Schock-Traumata bzw. zwischenmenschliche Traumatisierungen (Typ-II-Trauma), Bindungstraumata und Mikrotraumata – wobei Letztere noch in keinem der Klassifikationssysteme für psychische Erkrankungen zu finden sind.

Lass uns nun die verschiedenen Traumaformen näher ansehen.

Typ-I- und Typ-II-Traumata

Mit dem Begriff „Trauma" verbindet man meist Ereignisse wie beispielsweise körperlichen oder sexuellen Missbrauch, Kriegsgeschehnisse, Naturkatastrophen, Unfälle mit schwerwiegenden Verletzungen oder Terroranschläge. Und es stimmt: Zu den „großen" Traumata, also Typ-I-Traumata, zählen sogenannte Schock-Traumata. Darunter verstehen wir außerordentlich bedrohliche und erschütternde Ereignisse, die das Gehirn in einen solch extremen Stresszustand versetzen, dass Betroffene die Erlebnisse nicht selten nur schwer verarbeiten können. Traumafolgestörungen, zu denen beispielsweise die posttraumatische Belastungsstörung (PTBS, siehe S. 32) zählt, können die Folge sein. Im ICD-10[4], dem Klassifikationssystem für Krankheiten, werden Typ-I-Traumata als einmalige Ereignisse mit Bedrohung der eigenen Unversehrtheit beschrieben, die außergewöhnlich sind, extreme Angst und Hilflosigkeit auslösen und die die normalen Anpassungs- und Bewältigungsstrategien des Menschen überfordern.

In Zusammenhang mit der komplexen posttraumatischen Belastungsstörung gibt es im neuen ICD-11[5], der im klinischen Alltag in Deutschland noch nicht eingeführt ist, auch das Typ-II-Trauma. Damit sind lang anhaltende oder sich wiederholende Ereignisse gemeint, bei denen eine Flucht erschwert oder unmöglich ist. Beispiele dafür sind länger anhaltende häusliche Gewalt, Folter oder sich wiederholender sexueller oder körperlicher Kindesmissbrauch.

Erschreckende 70 % aller Menschen auf der Erde erleben zumindest einmal im Laufe des Lebens ein potenziell traumatisierendes Ereignis bzw. anhaltende potenziell traumatisierende Situationen.[6] Erfahrungen dieser Art, die in einem zwischenmenschlichen Kontext erlebt werden, lösen dabei deutlich häufiger Traumafolgestörungen aus als beispielsweise Naturkatastrophen oder schwere Unfälle. So entwickeln 37,5–55,5 % der Menschen, die eine Vergewaltigung erleben, eine PTBS.[7] Aber auch depressive Störungen, Angststörungen und Substanzabhängigkeiten können als Folgeerkrankung entstehen.

Wir können also davon ausgehen, dass traumatische Erfahrungen verständlicherweise die Bewältigungsmöglichkeiten eines Menschen so sehr überschreiten können, dass seine Psyche darunter nachhaltig leidet. Dabei gibt es bestimmte Faktoren, die das Risiko für traumaassoziierte psychische Störungen erhöhen und mildern können, etwa die Schwere und Dauer des Traumas, Faktoren wie Geschlecht, Alter und frühe Bindungserfahrungen, aber auch Schutzfaktoren wie beispielsweise soziale Unterstützung.

Bindungstraumata

Du hast bestimmt schon des Öfteren davon gehört oder gelesen, dass wir in unserer Kindheit viele tief sitzende Glaubenssätze entwickeln. Sie helfen uns dabei, die Welt, andere und uns selbst einzuschätzen und dadurch ein wenig mehr Vorhersagbarkeit und Kontrolle zu erleben. Diese Glaubenssätze bestimmen unbewusst mit, was wir denken, wie wir fühlen und was wir tun oder nicht tun. Nicht nur können in der Kindheit ungünstige oder gar destruktive Glaubenssätze entstehen, wir können durch belastende Erfahrungen mit unseren Bezugspersonen oder Gleichaltrigen sogar traumatisiert werden.

Verhalten sich Bezugspersonen vernachlässigend, unvorhersehbar, gewalttätig, emotional missbräuchlich, emotional abwesend, frustrierend oder überwältigend, erleben Kinder massiven seelischen Stress. In solch einem Zustand sind sie nicht mehr in der Lage, Geschehnisse zu verarbeiten, zu integrieren und zu kategorisieren. Die Fähigkeit, innere Zustände zu regulieren, kann nur schwer entwickelt werden. Hieraus ergeben sich zahlreiche Probleme im Umgang mit Gefühlen, Gedanken, mit der Beziehungsgestaltung und der Bewältigung schwieriger Situationen.

Kinder, die von ihren Bezugspersonen nicht gesehen wurden, oft allein gelassen wurden mit ihren Ängsten und Nöten und keinen Schutz erhielten, können dadurch schon früh lernen, sich niemals auf andere Menschen zu verlassen. Und obwohl sie eine tiefe innere Einsamkeit empfinden, sich schutzlos ausgeliefert fühlen und mit wiederkehrender oder anhaltender Angst zu kämpfen haben, sind sie davon überzeugt, dass es nie einen Menschen geben wird, der sie wirklich sehen und unterstützen wird. Aus diesem Grund bringen sie lieber viel Abstand zwischen sich und andere. Denn Nähe zu erleben, bedeutet, sich dem Risiko erneuter Verletzungen auszusetzen. Manche Kinder entwickeln dagegen eher die Überzeugung, sie müssten sich nur ordentlich anstrengen, sich verbessern, mehr Leistung bringen oder schöner sein, um endlich doch noch gesehen und gemocht zu werden. Sie suchen ein Leben lang verzweifelt nach einer schutzgebenden, sicheren und geborgenen Nähe.

Was alle Menschen mit diesen Erfahrungen und Bewältigungsmustern eint, ist der chronische Stresszustand, in dem sie sich seit der Kindheit befinden. Und dieser macht es schwer, neue Erfahrungen zu verarbeiten. Aus diesem Grund bleiben die Annahmen über sich selbst, die anderen und die Welt langfristig bestehen. Positive Erfahrungen führen nur selten dazu, dass sie ihre Annahmen im Verlaufe des Lebens anpassen können.

Auch im Kindesalter kann eine posttraumatische Belastungsstörung (siehe S. 32) die Folge traumatischer Bindungserfahrungen sein. Weit häufiger werden sie jedoch mit der Entwicklung von Persönlichkeitsstörungen in Zusammenhang gebracht.

Der Begriff „Mikrotraumata"

Vermutlich hast du den Begriff „Mikrotrauma" bisher noch nie oder eher selten gehört. Auch mir ist dieser Begriff trotz meines Psychologiestudiums und meiner Ausbildung in Verhaltenstherapie selten begegnet. Und so ging es auch vielen meiner Kollegen und Kolleginnen, mit denen ich über das Thema dieses Buches gesprochen habe. Der Grund dafür mag darin liegen, dass es noch keine einheitliche Definition und kein allgemein anerkanntes theoretisches Konzept zu Mikrotraumata gibt. Aus diesem Grund hält diese Art der Traumatisierung auch bislang noch nicht Einzug in die Ausbildungen von Ärzten und Psychotherapeuten. Lediglich in Bezug auf Bindungstraumata finden wir Beschreibungen mikrotraumatischer Ereignisse, die sich über die Zeit und bei weiteren Risikofaktoren zu einer Traumafolgestörung oder einer Persönlichkeitsstörung auswachsen können.

Ich möchte dir nun zwei Menschen vorstellen, die sich ausführlich mit diesem Thema beschäftigt haben. Sie haben Vorschläge dazu herausgearbeitet, was wir unter einem Mikrotrauma verstehen können und wie sich ein solches Trauma unter welchen Umständen belastend auf unsere Psyche auswirken kann. Ein spannendes Trauma-Modell, das bis heute Beachtung findet, hat Dr. Francine Shapiro in den 1980er-Jahren entwickelt. Die US-amerikanische Forscherin und Psychotherapeutin entwickelte die EMDR-Methode (Desensibilisierung und Aufarbeitung mithilfe von Augenbewegungen), die erfolgreich zur Behandlung von Traumafolgestörungen eingesetzt wird.

Shapiro unterschied erstmalig explizit zwischen zwei verschiedenen Arten von traumatischen Erfahrungen. In der Arbeit mit Patienten und Patientinnen und in Forschungsarbeiten stellte sie fest, dass Menschen auch aufgrund weniger existenzbedrohlicher Ereignisse zwar nur in seltenen Fällen die vollständigen Symptome einer PTBS entwickeln, jedoch überdurchschnittlich häufig intensives Stresserleben und eine Minderung der Lebensqualität beschreiben. Das Big-T-Trauma entspricht dabei dem Traumabegriff, den wir in unseren Klassifikationssystemen vorfinden. Das Small-t-Trauma beschreibt Shapiro als Ereignisse, die mit intensiven Gefühlen von Erschrecken, Angst, Hilflosigkeit, vermeintlicher Schuld oder Scham verbunden sind, denen jedoch der lebensbedrohliche Charakter fehlt.

So beschreibt Shapiro diese „kleinen" Traumata als Erlebnisse, die unsere Bewältigungsmöglichkeiten überschreiten und unsere emotionalen Funktionen stören.[8] Dazu zählen beispielsweise zwischenmenschliche Konflikte, Beschämungen, Demütigungen, Erlebnisse von großer Peinlichkeit, Trennungen, Umzüge, Konflikte mit dem Rechtssystem und existenzielle Geldsorgen. Auch emotionale Misshandlungen wie beispielsweise Vernachlässigung, Liebesentzug oder heftige verbale Auseinandersetzungen zählen zu dieser Kategorie. Allerdings scheinen diese schmerzhaften Erfahrungen nur dann einen traumatisierenden Effekt zu haben, wenn sie als unausweichlich wahrgenommen werden und gehäuft, also wiederholt auftreten, etwa wenn Menschen den Eindruck haben, sich aus den Beziehungen, in denen die Verletzungen stattfinden, nicht einfach herausnehmen zu können.

Überdies stellten Shapiro und ihre Forschungskollegen fest, dass die Auswirkungen dieser Ereignisse höchst individuell waren. Für die Folgen auf die mentale Gesundheit war beispielsweise entscheidend, welche Erfahrungen ein Mensch bereits gemacht hatte, welche Glaubenssätze, Annahmen und Erwartungen er an sich, an andere und die Welt stellte, wie es um seine Frustrationstoleranz bestellt war und über welche Werte er verfügte.

Auch die Bewältigungsmechanismen eines Menschen scheinen einen großen Einfluss darauf zu haben, ob Lebensereignisse einen belastenden Einfluss auf uns haben. Zu den destruktiven Bewältigungsstrategien zählen alle Verhaltensweisen, die wir als Vermeidung verstehen können. Wenn Menschen dazu neigen, unangenehme und schmerzhafte Gefühle zu vermeiden, kann dieses Vermeidungsverhalten zu einem höheren Risiko für psychische Beschwerden führen.

Die Forschungsergebnisse von Shapiro und anderen stützen die These, dass tatsächlich auch eine Anhäufung „kleinerer“ verletzender Ereignisse schließlich zur Entwicklung posttraumatischer Belastungssymptome führen kann.[9] So zeigen Studien immer wieder auf, dass diese lang anhaltenden verletzenden Erfahrungen zu einer Reihe von psychischen Symptomen führen können: Angst, Scham und Minderwertigkeitsgefühle, sich aufdrängende Gedanken, Schlafstörungen, Übererregbarkeit und eine geminderte Lebensqualität.[10] Der US-amerikanische Verhaltensforscher Richard Seides schlug daher vor, multiple „kleinere“ Traumata in das DSM („Diagnostic and Statistical Manual of Mental Disorders“), den amerikanischen Leitfaden psychischer Störungen, aufzunehmen.

In den neuen verhaltenstherapeutischen Leitlinien zur Behandlung der PTBS schreiben die Autoren: „(...) gibt es doch auch Beschreibungen von Fällen, die weniger einschneidende Ereignisse erleben, aber dennoch das in den weiteren Kriterien beschriebene Bild einer PTBS entwickeln. Dieser ‚subjektive Faktor‘, der bei psychisch scheinbar geringeren Traumatisierungen manchmal schon zu einer PTBS-Symptomatik führen kann, bei der Mehrzahl von schwer Traumatisierten aber auch verhindert, dass sich eine Störung im Sinne einer PTBS ausbildet, wird möglicherweise auch in naher Zukunft nur schwer in der PTBS-Diagnose erfassbar sein. Kliniker sollten jedoch darauf hingewiesen werden, dass gerade bei PTBS solche individuellen Unterschiede in der Reaktion auf Traumatisierungen nicht die Ausnahme, sondern die Regel sind.“[11]

Fassen wir noch einmal zusammen: Schon seit Beginn der Psychotherapieentwicklung beschäftigen sich Therapeutinnen und Forscher damit, dass auch eine chronische Anhäufung kleinerer Verletzungen die mentale Gesundheit von Menschen angreifen kann. Immer wieder haben sie versucht, dieses Phänomen in Worte zu fassen und daraus Schlüsse zu ziehen.

Wenn ich an meine Patienten und Patientinnen denke, höre ich bereits, wie sie mir entgegnen: „Aber Frau Unger, das, was mir passiert ist, ist doch etwas, was andere auch erleben! Das ist doch nichts Besonderes! Ich kann mir nicht vorstellen, dass das die Ursache meiner Symptome sein soll. Andere stecken das doch auch weg.“ Und da vielleicht auch du dich fragst, ob dich diese kleinen Verletzungen in deinem Alltag tatsächlich krank machen können, stellen wir uns jetzt gemeinsam einige kritische Fragen:

Ist es gerechtfertigt, Mikroverletzungen als Ursache für Traumafolgestörungen anzunehmen? Unter welchen besonderen Bedingungen lösen sie pathologische Stressreaktionen aus? Entsprechen die Auswirkungen wirklich denjenigen, die ein „großes“ Trauma auslösen kann? Könnte es nicht sein, dass Mikroverletzungen eher ein früheres Bindungstrauma wiederbeleben?

Um diesen Fragen auf den Grund zu gehen, schauen wir uns unterschiedliche psychologische Begriffe und entsprechende Forschungen dazu genauer an. Wir überprüfen also gemeinsam, ob Mikroverletzungen dich tatsächlich traumatisieren können und woran du das erkennen kannst. Dabei verstehe ich im Folgenden unter dem Begriff „Mikrotrauma“ jene Überlegungen, die Shapiro, Seides und andere angestellt haben. Deshalb fasse ich dir im Kasten noch einmal die Quintessenz der Konzepte zusammen.

DEFINITION „MIKROTRAUMA"

Unter Mikrotraumata verstehen wir Ereignisse, die wir als kleine, verletzende Spitzen erleben und die langfristig unser Selbstwertgefühl angreifen können. Dabei sind es nicht einmalige schmerzhafte Demütigungen, Herabsetzungen oder Beschämungen, die Einfluss auf unsere mentale Gesundheit nehmen, sondern vielmehr eine dauerhafte Atmosphäre aus wiederkehrenden Verletzungen dieser Art.

Was wir als verletzend erleben, hängt dabei ganz individuell von unseren früheren Erfahrungen, unseren Erwartungen, Glaubenssätzen, Werten und Normen ab. Was ein dysfunktionales Umfeld schließlich zu einem mikrotraumatischen Umfeld werden lässt, ist der Eindruck der Unausweichlichkeit. Sich ausgeliefert, machtlos und ohnmächtig zu fühlen, macht es Betroffenen enorm schwer, sich selbst aus solchen Situationen zu befreien. Der daraus folgende chronische Stresszustand stört dabei eine Vielfalt an psychischen Funktionen. Diese Störung kann eine pathologische Stressreaktion im Sinne einer Traumafolgestörung oder anderen mit dem Trauma in Verbindung stehenden Störungen auslösen.

Das Gefühl des Ausgeliefertseins erleben Menschen häufiger in Beziehungen, die für sie aus unterschiedlichsten Gründen wichtig sind und aus denen sie sich nicht einfach verabschieden möchten oder können, seien es Beziehungen im Arbeitsumfeld, in der Schule, in der Familie oder in einer Partnerschaft. Menschen, die ein Bindungstrauma erlebt haben, sich nicht wehrhaft fühlen oder unter Verlustangst leiden und die möglicherweise auch vermehrt zu Vermeidungsverhalten neigen, tragen dabei ein erhöhtes Risiko, in solch eine Situation zu geraten.

Außerdem können wir davon ausgehen, dass Mikrotraumata in jeder Lebensphase entstehen können, also vom Säuglingsalter bis ins hohe Erwachsenenalter.

Traumafolgestörungen

Bevor wir auf die Besonderheiten bei Mikrotraumata eingehen, stelle ich dir erst einmal die bekannteste aller Traumafolgestörungen vor, die posttraumatische Belastungsstörung (PTBS), damit du eine Vorstellung davon hast, wie sich eine Traumatisierung auf Menschen auswirken kann.

Eine Traumafolgestörung wird als Folge außergewöhnlichen Stresses und traumatisierender Erlebnisse verstanden. In Deutschland erkranken zwischen 1,5 und 2,3 % der Menschen mindestens einmal im Leben an einer posttraumatischen Belastungsstörung.[12] Rund ein Viertel aller Menschen, die ein außergewöhnlich bedrohliches Erlebnis durchgemacht haben, entwickeln eine PTBS. Nach einer Vergewaltigung erholt sich nur ein Viertel der Opfer von alleine, von Folter fast niemand.[13]

Auch eine Depression, Angststörungen, körperliche Störungen, die sich nicht auf eine organische Krankheit zurückführen lassen, und substanzbezogene Störungen (die also im Zusammenhang mit Drogenmissbrauch stehen) sind häufige Folgen traumatischer Erfahrungen. Die genannten Erkrankungen können jedoch auch „komorbid“ auftreten, das heißt, sie können sich gemeinsam mit einer PTBS entwickeln. Dabei gelten Depression und Angsterkrankungen eher als direkte Folge des Traumas, während sich Suchterkrankungen eher als indirekte Folge entwickeln im Sinne einer destruktiven Bewältigungsstrategie im Umgang mit psychischen Beschwerden, die durch das Trauma entstanden sind.

Seit etwa zwei Jahrzehnten wird die Forschung zu Traumafolgestörungen vorangetrieben. Unser Verständnis davon, was durch traumatische Erfahrungen in unserem Körper und unserer Psyche ausgelöst werden kann, hat sich deutlich verbessert. Luise Reddemann, eine bekannte Psychotherapeutin und Traumaexpertin, beschreibt die posttraumatische Belastungsstörung als einen „stecken gebliebenen Verarbeitungsprozess, der sich in unveränderten Wiederholungen von Wiedererleben einerseits und Vermeidungsverhalten andererseits bei anhaltender Stressreaktion“ zeige.[14] Damit beschreibt sie die Trauma-Trias, die zur Feststellung einer PTBS herangezogen wird: Wiedererleben, Vermeidung und Übererregung.

Eine posttraumatische Belastungsstörung wird diagnostiziert, wenn ein Betroffener Beschwerden in allen drei Bereichen aufweist.

DIE TRAUMA-TRIAS DER POSTTRAUMATISCHEN BELASTUNGSSTÖRUNG

Wiedererleben: Traumatisierte Menschen erleben immer wieder Zustände des Traumas, in Form von Bildern, Gedankenkreisen, Sinneseindrücken, Körperempfindungen, Gefühlen oder in Albträumen. Manche Betroffene sind sich noch des Hier und Jetzt bewusst, andere erleben sogenannte Flashbacks, bei denen sie sich in die damalige Situation zurückversetzt fühlen, als würde das Entsetzliche jetzt gerade geschehen.

Das Wiedererleben kann bewusst oder unbewusst durch sogenannte „Trigger“, also Auslösereize, aktiviert werden. Orte, Gegenstände, Gerüche, Geräusche und vieles mehr können Wiedererleben auslösen. Dann reagiert auch der Körper unwillkürlich mit Stressreaktionen wie beispielsweise Zittern, vermehrtem Schwitzen, Herzklopfen, Atembeschwerden, Übelkeit oder Erstarren.

Unangenehme Erinnerungen treten bei vielen Menschen auf. Allerdings sind die physischen und emotionalen Reaktionen bei traumatisierten Menschen sehr viel heftiger, unkontrollierbarer und führen zu vielfältigen Einschränkungen im Alltag und in der Lebensqualität.

Vermeidung: Betroffene lenken sich ab, indem sie sich stets beschäftigen, sich über die Maßen auf ihren Alltag fokussieren, funktionieren, bisweilen sogar hyperaktiv sind, um unangenehme Erinnerungen und Gefühle möglichst zu vermeiden. Manche von ihnen ziehen sich aus ihren Kontakten zurück, isolieren sich gar völlig oder gehen zumindest innerlich auf Distanz zu anderen Menschen. Auf diese Weise vermeiden sie emotionale Themen und einen möglichen Kontrollverlust über die eigenen Gefühle. Auch der Eindruck der Entfremdung von anderen Menschen, die keine solche Erfahrung gemacht haben, kann zu einem Rückzug führen.

Einige Betroffene nutzen Stoffe wie Medikamente, Alkohol, Drogen, Nahrungsmittel oder Nikotin, um Gefühle zu dämpfen. Auch sogenannte dissoziative Symptome führen dazu, dass die Auseinandersetzung mit dem oder den traumatischen Ereignissen vermieden werden kann. Diese Symptome reichen von Erinnerungslücken, Gefühlstaubheit, Verlust von Körperempfindungen, veränderter Zeitwahrnehmung, dem Gefühl, von sich selbst getrennt zu sein oder sich von außen wahrzunehmen, bis hin zu einem Gefühl von Fremdsein unter anderen Menschen.

Übererregung: Übermäßige Wachsamkeit mit ständigen Gefühlen der Verunsicherung, Schutzlosigkeit und Bedrohung sowie auffallende Schreckhaftigkeit gehören zu den Auswirkungen einer anhaltenden Stressreaktion aufgrund nicht verarbeiteter Traumata. Konzentrationsschwierigkeiten, Schlafstörungen, erhöhte Reizbarkeit und Wutausbrüche können die Folge sein.

Zusätzlich zu den Symptomen der Trauma-Trias können sich auch die Überzeugungen eines Menschen über sich selbst oder die Welt verändern und zu einer veränderten Gefühlswahrnehmung beitragen. Viele Betroffene erleben beispielsweise intensive Schuld, Scham oder Angst oder können kaum noch zärtliche Gefühle empfinden.

Da du nun weißt, wie sich eine Traumafolgestörung auf uns und unser Leben auswirken kann, können wir uns der Frage widmen, ob auch Mikroverletzungen zu diesen Beschwerden führen können. Dabei gehen wir Schritt für Schritt vor, denn um diese Frage fundiert beantworten zu können, müssen wir uns einige weitere interessante Fragen stellen.

Was gefährdet die mentale Gesundheit?

Wir ziehen uns im Laufe des Lebens viele Verletzungen zu, durch andere, durch uns selbst oder auch durch äußere Umstände. Anders als körperliche Verletzungen sind psychische überaus individuell. Verletzungen, die besonders im Zusammenhang mit Mikrotraumata stehen, sind diejenigen, die wir als kränkend empfinden. Eine Kränkung ist die vermeintliche oder tatsächliche Verletzung eines Menschen in seiner Ehre, seinen Werten, seinen Gefühlen und seiner Selbstachtung. Das bedeutet, dass auch das Erleben von Kränkung individuell ist. Was den einen kränkt, ruft bei einem anderen nur ein gleichgültiges Schulterzucken hervor. Entscheidend sind die „wunden Punkte", die wir in uns tragen und über die jeder in unterschiedlichem Ausmaß verfügt.

Psychische Wunden

Psychische Wunden entstehen durch frühere Verletzungen, für die wir keine ausreichende Behandlung gefunden haben. Über diese Wunden hat sich lediglich ein brüchiger Schorf gezogen, der bei jeder Berührung schmerzen und aufbrechen kann. Wenn wir eine oder gar mehrere frühere Verletzungen nicht bewältigen konnten, bleibt außerdem meist ein ungünstiger Glaubenssatz zurück. Besonders jene Annahmen, die unser Selbstwertgefühl beeinträchtigen, machen uns dabei verletzlich für Kränkungen. Beispiele dafür sind: „Ich bin nicht liebenswert", „Ich bringe es zu nichts" oder „Ich bin dumm".

Immer dann, wenn wir etwas zu hören bekommen, was diese Glaubenssätze bestätigen könnte, können wir uns verletzt oder gekränkt fühlen. Hören wir dagegen eine mutmaßlich herabwürdigende Bemerkung, die keine innere Wunde berührt, können wir diese leichter zurückweisen und gelassen bleiben. Ein kleines Beispiel aus meinem persönlichen Leben: Ich höre des Öfteren, dass ich überraschend klein oder gar zwergenhaft sei. Tatsächlich bin ich gerade einmal 1,60 m lang. Stimmt also. Man könnte sagen, ich sei „zu klein“. Da ich bezüglich meiner Körpergröße jedoch keine frühen Wunden erfahren habe, kann ich dazu ganz lässig sagen: „Stimmt, es gibt größere Menschen als mich.“ Denn für mich hat meine Körpergröße nie zur Debatte gestanden. Ich empfinde sie genau richtig und stimmig für mich.

Neben Verletzungen unseres Selbstwertgefühls können sich auch jene Erfahrungen potenziell mikrotraumatisch auswirken, die unser Bedürfnis nach Sicherheit verletzen. Ich denke da beispielsweise an Menschen, die gestalkt werden, deren Ruf durch öffentliche Diffamierungen geschädigt wird oder die Drohungen erhalten, in denen körperliche Übergriffe beschrieben werden.

Eine Kombination aus Kränkungen und Bedrohungen kann sich besonders verheerend auswirken. Lebt ein Mensch in einer Beziehung, in der er den Eindruck hat, er brauche den anderen, um sich finanziell in Sicherheit oder wertvoller zu fühlen, wird er Verletzungen eher in Kauf nehmen als ein Mensch, der oder die sich im Selbstwert stabil fühlt. Ebenso kann die Angst davor, nicht zu genügen und deshalb immer wieder abgelehnt zu werden, in eine abhängige Beziehung führen. Drohungen wie: „Wenn du mich verlässt, werde ich all deinen Freundinnen erzählen, was für eine furchtbare Person du bist!“ oder Schlimmeres verstärken Verlustängste, destabilisieren das Selbstwertgefühl und können eine Situation ausweglos erscheinen lassen.

Martina war in ihrem Arbeitsalltag zwei Jahre lang Kränkungen und Bedrohungen unterschiedlichster Art ausgesetzt. Obwohl sie sich bis zu diesem Zeitpunkt wertvoll, gemocht und zugehörig gefühlt hatte, schwand ihr Selbstwertgefühl über die Monate hinweg immer mehr. Sie befand sich in einer Situation, in der sie sich ohnmächtig und ausgeliefert fühlte. All ihre Bewältigungsstrategien hatten zu keiner Veränderung geführt. Und weil sie ihre Arbeit mochte und die Arbeitsfähigkeit einen wichtigen Wert in ihrem Leben darstellte, wollte sie diese Situation nicht einfach verlassen.

Wie sich in späteren Gesprächen zeigte, wurde ihr Handeln und Empfinden außerdem durch ein starkes Bedürfnis nach Sicherheit geprägt. Denn sie war in einer Familie mit ständigen Geldschwierigkeiten aufgewachsen. Sie hatte miterlebt, wie einschränkend ein Leben sein konnte, das bestimmt war von Sorgen darum, ob man sich die Mietwohnung noch länger leisten konnte oder ob man zum Mittagessen nur Kartoffeln oder noch ein Stückchen Fleisch essen konnte.

Der Gedanke an einen Arbeitsplatzwechsel in ihrem Alter löste Existenzangst in ihr aus. Diese besondere Situation führte dazu, dass sie sich den Kränkungen ausgeliefert fühlte. Trotz eines stabilen Selbstwertgefühls brach sie schließlich aufgrund der Häufigkeit und Schwere der Vorfälle ein. Ihre Widerstandskraft konnte das Ausmaß an Stress nicht mehr ausgleichen.

Michaela Huber, Psychotherapeutin, Supervisorin, Autorin und Traumaspezialistin, sagte einmal in einem Interview mit der „Filming for Change“-Organisation, dass eine einschneidende Erfahrung besonders dann schwer zu verarbeiten sei, wenn sie mit einer tiefen grundlegenden Verlassenheit und Einsamkeit einhergehe. Genau diese Verlassenheit erleben häufig Mobbingopfer. Sie werden durch die Täter an den Rand der Gruppe gedrängt, gedemütigt und als Opfer diffamiert. Kaum ein Gruppenmitglied möchte sich in einer solchen Situation unterstützend an die Seite des Opfers stellen. Denn dann droht das Risiko, selbst Opfer zu werden.

Du weißt nun also, dass mit Mikroverletzungen hauptsächlich jene Verletzungen gemeint sind, die im Kontakt mit anderen entstehen und die wir als kränkend oder bedrohlich erleben. Dabei handelt es sich nicht um gewöhnliche Kränkungen, wie wir sie hin und wieder in unserem Alltag mit anderen Menschen erleben. Sondern es sind diejenigen Kränkungen, die wir gehäuft und besonders mit Personen erleben, die uns wichtig sind und die in der Summe meist einen bedrohlichen Charakter annehmen.

Je häufiger wir Verletzungen unseres Selbstwertgefühls oder unseres Sicherheitsgefühls erleben, desto eher können sich daraus Störungen unserer emotionalen Funktionen ergeben. Gefühle können so intensiv werden, dass das Frontalhirn als Basis der Vernunft seine Aktivität einstellt. Stattdessen zeigen sich oft reflexhafte Handlungen wie Flucht, Angriff oder Erstarren, die nur selten zu einer langfristig gesunden Lösung führen. Ebenso kann sich eine angstvolle oder niedergeschlagene Stimmung ausbreiten, die die Lebensqualität deutlich einschränkt.

Wenn sich Mikroverletzungen häufen

Entsteht durch eine lang andauernde Anhäufung von Mikroverletzungen tatsächlich ein Zustand der Traumatisierung? Eine Frage, die mich lange umgetrieben hat, denn ich verwende den Begriff der Traumatisierung nicht leichtfertig. Mittlerweile wird der Begriff inflationär gebraucht und verliert dadurch seine besondere Bedeutung: eine Erschütterung unserer psychischen Grundfesten. Doch auch die Forschung gibt Hinweise darauf, dass Mikroverletzungen tatsächlich traumaassoziierte Beschwerden verursachen können. Deshalb beschäftigen wir uns jetzt noch einmal mit wissenschaftlichen Arbeiten.

Zur posttraumatischen Belastungsstörung wurden in den letzten zwei Jahrzehnten viele Untersuchungen durchgeführt. Forscher wollten unter anderem wissen, ob für die Entwicklung der entsprechenden Symptome immer ein entsprechendes traumatisches Ereignis als Ursache angenommen werden kann. Einige dieser Studien zeigten überraschende Ergebnisse: Auch Menschen, die keinem Typ-I- oder Typ-II-Trauma ausgesetzt waren, konnten PTBS-Symptome entwickeln.[15] Es stellt sich also die Frage, ob die Symptome zu unspezifisch sind und sich daher nicht nur bei Trauma-Opfern manifestieren, oder ob es noch andere Auslöser für eine Traumatisierung geben könnte.

Um die Frage beantworten zu können, ob Mikroverletzungen tatsächlich eine Traumafolgestörung auslösen können, blicken wir nun in die verschiedenen Lebensbereiche, in denen wir gehäuft darauf treffen: die Arbeitswelt, Schulen, Eltern-Kind- und Paarbeziehungen. Nicht in allen Bereichen gibt es bereits Untersuchungen zu diesem Thema. Deshalb bekommst du dir hier diejenigen Ergebnisse, auf die ich bei meinen Recherchen gestoßen bin.

Mobbing

Im Psychologischen Lexikon Dorsch wird Mobbing folgendermaßen definiert: „Mobbing ist ein aggressives Verhalten, das in allen sozialen Kontexten auftreten kann, in denen Menschen (Kinder und Erwachsene) regelmäßig zusammenkommen und in denen die Opfer ihren Angreifern nicht ohne Weiteres entfliehen können. [...] Mobbing ist dadurch gekennzeichnet, dass eine Person systematisch und über eine gewisse Zeit den – oft sehr subtilen – aggressiven Handlungen anderer ausgesetzt ist, ohne sich effizient wehren zu können. Während es klar ist, dass Mobbing ein aggressives und absichtliches Verhalten ist, das üblicherweise von mehreren Personen ausgeübt wird, sind die Erscheinungsformen von Mobbing sehr unterschiedlich. Diese Formen können eindeutig und direkt sein, aber auch versteckt, subtil und indirekt.“[16]

Eine Untersuchung von 338 Mitarbeitern einer Universität ergab beispielsweise, dass diejenigen, die sich gemobbt fühlten, signifikant häufiger unter Angstzuständen, Depressionen und PTBS-Symptomen litten. Die erlebten Gründe dafür waren Neid und Konkurrenz.[17] Eine türkische Studie untersuchte 300 Patienten mit psychologischen Beschwerden, die sich bei der Arbeit traumatisiert fühlten. In 43 % der Fälle wurde Mobbing nach objektiver Bewertung durch Experten als Ursache bestätigt. 71 % der Betroffenen erhielten nach DMS-IV[18] die Diagnose PTBS, 64 % erhielten komorbide, also zusätzliche und aus der Traumatisierung entstandene Diagnosen wie z. B. Depression.[19]

Eine Untersuchung von 51 Krankenpflegern und Krankenpflegerinnen in kanadischen Notfallambulanzen zeigte, dass 20 % der Befragten viele Kriterien einer PTBS erfüllten, lediglich nicht das Kriterium für eine traumatische Erfahrung. Als belastend empfanden sie vorwiegend zwischenmenschliche Konflikte und fehlende soziale Unterstützung durch das Führungspersonal.[20] Eine weitere Befragung von 113 Pflegekräften auf Zypern zeigte ebenfalls eine hohe Zahl an erlebten Mobbingerfahrungen. Vier von fünf Befragten gaben an, zumindest einmal bei der Arbeit eine solche Situation erlebt zu haben. Zwei von drei der Betroffenen erlebten ein mittleres bis schweres Ausmaß an traumaassoziierten Symptomen.[21]

Eine Befragung von 102 Mobbingopfern unterschiedlicher Berufsgruppen ergab, dass drei von vier Teilnehmern bei der Beantwortung entsprechender Fragebögen über den Schwellenwert für posttraumatischen Stress und PTBS kamen.[22] Sie erlebten also so großen psychischen Stress, dass sie sogar die Symptome einer PTBS entwickelt hatten. Auch eine dänische Studie mit 118 Mobbingopfern zeigte, dass 76 % der Teilnehmer PTBS-Symptome aufwiesen. 47 % hatten sogar das Vollbild einer PTBS, waren aber nicht einem Typ-I- oder Typ-II-Trauma ausgesetzt gewesen.[23]

Nicht nur bei der Arbeit können Menschen Mobbing ausgesetzt sein. Eine Untersuchung von 358 Grundschulkindern zeigte, dass 14,1 % der Jungen und 10,1 % der Mädchen aufgrund von Mobbing durch Gleichaltrige schwere PTBS-Symptome entwickelt hatten.[24] Eine weitere Studie mit über 900 Schülern berichtet, dass 27,6 % der männlichen Mobbingopfer und 40,5 % der weiblichen Opfer eine PTBS entwickelt hatten.[25]

Eine kroatische Forschungsarbeit untersuchte mehr als 1000 Grundschüler und stellte fest, dass Schüler, die als Opfer oder Täter in schulische Gewalt involviert waren, signifikant mehr Traumasymptome aufwiesen als nicht involvierte Schüler. „Es besteht ein starker Zusammenhang zwischen Mobbing und Trauma-Symptomen bei jungen Heranwachsenden“, so die Schlussfolgerung der Forscher.[26] Sowohl im Arbeits- als auch im schulischen Umfeld zeigte sich in nahezu jeder Untersuchung, dass die Beschwerden zunahmen, je länger das Mobbing dauerte.

Elternverhalten ohne körperliche Übergriffe

Dysfunktionale Eltern-Kind-Beziehungen als Ursache für Stressreaktionen bei Kindern wurden schon vielfach untersucht. Es gilt als gut belegt, dass Erfahrungen in der frühen Kindheit, wie Vernachlässigung, emotionaler Missbrauch, körperliche Übergriffe oder die Beobachtung derselben, emotionale Abwesenheit der Bezugspersonen und ähnliche Beziehungsstörungen die Entwicklung des Kindes massiv beeinträchtigen können. Aus diesem Grund wurden neben körperlichen Misshandlungen schließlich auch eine Anhäufung mikrotraumatischer Verletzungen als Ursache von Traumatisierungen im Konzept des Bindungstraumas beschrieben.[27]

Psychische Gewalt in Partnerschaften

Körperliche Gewalt in Beziehungen, vor allem sexualisierte Gewalt, geht häufig mit erlebter Lebensbedrohung und einer massiven Erschütterung der körperlichen und psychischen Grenzen einher. Daher wird diese Form der Gewalt den „großen" Traumata zugeordnet. Mittlerweile ist uns allen jedoch bewusst geworden: Nicht nur körperliche Gewalt kann uns enorm belasten, sondern auch Formen psychischer Gewalt.

Eine bundesweite repräsentative Erhebung körperlicher und psychischer Gewalterfahrungen[28] von Menschen im Alter von 18 bis 64 Jahren zeigt: Jede fünfte Person in Deutschland wurde bereits Opfer psychischer Gewalt. Darunter fallen Beleidigungen, Abwertungen, Unter-Druck-Setzen, Schikanieren, Beschimpfungen und Bedrohungen. 6,1 % der Frauen und 3,3 % der Männer erlebten diese Formen der Gewalt durch ihre Partner bzw. Partnerinnen. 60 % der Betroffenen gaben an, sich dadurch stark oder sehr stark belastet zu fühlen.

Obwohl ich nachfühlen konnte, dass Hannes aufgrund der vielfältigen Veränderungen in seinem Leben wichtige Ressourcen verloren hatte, konnte ich dennoch seine Beschwerden nicht vollkommen einordnen. „Hannes, ich habe den Eindruck, dass es da noch etwas gibt, was Sie beschäftigt. Ich frage mich ständig, was das sein könnte. Es ist, als wäre da noch ein anderes Thema mit uns im Raum, das Sie noch nicht angesprochen haben."

Zögerlich gestand er mir schließlich, dass er sich von seiner Ehefrau nicht gesehen fühlte. Nach der Geburt der Kinder habe sie sich ganz auf deren Versorgung konzentriert. Seither lehne sie seine Hilfe ab, werte diese sogar ab, lasse ihn nicht mehr im gemeinsamen Ehebett schlafen, welches noch immer von seinem Sohn belegt war, höre ihm kaum noch zu, verbiete ihm sogar immer wieder das Wort und überschütte dagegen den gemeinsamen Sohn mit Zuwendung.

Seine Schilderungen waren mit Schuldeingeständnissen durchsetzt. „Ich bin eben manchmal viel zu aufbrausend. Ich muss an mir arbeiten, dass sich meine Frau besser verstanden fühlt.“ Dabei blickte er mit hochrotem Kopf auf den Boden. Er schämte sich, weshalb es ihm deutlich schwerfiel, mir davon zu berichten. Hannes fühlte sich von seiner Frau abgewertet und ausgegrenzt. Und er hatte den Eindruck, dass er selbst schuld daran sei: Er sei als Vater und Ehemann einfach nicht gut genug. Er fühlte sich ausgeschlossen, einsam und verlassen.

Ähnlich wie Hannes geht es vielen Männern, die von ihren Partnerinnen psychisch misshandelt werden: Sie schämen sich. Auch, weil das Erlebte nicht zu dem noch immer gängigen Rollenbild von Männern passt.

In dysfunktionalen Beziehungen finden wir eine Vielzahl von Verhaltensweisen, die großes seelisches Leid verursachen können. Dazu gehört beispielsweise das Isolieren des Partners oder der Partnerin von Freunden und Familie. Mit Druck ausüben, Entwerten oder Drohungen werden Betroffene dazu gedrängt, sich aus ihren Kreisen zurückzuziehen und sich allein auf den Partner oder die Partnerin zu konzentrieren.

Unter „Gaslighting“ werden sämtliche Verhaltensweisen verstanden, die Betroffene schließlich am eigenen Verstand zweifeln lassen. Es werden Situationen und Gespräche anders dargestellt, Lügen und Leugnen führen dazu, dass sich das Opfer seiner selbst nicht mehr sicher ist. Wenn Partner oder Partnerinnen impulsiv reagieren, kann es sich anfühlen, als bewege man sich in einem Minenfeld und könne jederzeit unbeabsichtigt einen Angriff provozieren. Besonders verstörend kann es sein, wenn bisher gültige Regeln plötzlich nicht mehr gelten und man nicht mehr vorhersehen kann, wie sich der Partner oder die Partnerin verhalten wird.

Überdies können gewisse Verhaltensregeln, die von einem Partner als unumstößlich festgelegt worden sind und bei Übertretungen zu aggressiven Ausbrüchen führen, einschüchternd und bedrohlich wirken. Übermäßiges Kontrollieren der Kontakte, des Bewegungsradius, des äußeren Erscheinungsbildes, der Geldausgaben aufgrund von Eifersucht lösen ebenfalls starken Stress bei Betroffenen aus und engen deren persönlichen Spielraum ein. Werden Drohungen geäußert, entstehen besonders intensive Angst und Stress. Sätze wie: „Wenn du mich verlässt, dann mach ich dich fertig!“ oder „... dann drehe ich dir den Geldhahn zu“ können dafür sorgen, dass sich das Opfer schließlich ohnmächtig in die Abhängigkeit ergibt.

Der Beginn dysfunktionaler Beziehungen liegt in vielen Fällen im sogenannten „Love Bombing“. Partner werden mit Liebe, Zuwendung und Aufmerksamkeit überhäuft, wie sie es bisher noch nie erlebt haben. Ganz allmählich weicht dieses Verhalten ersten herabwürdigenden Bemerkungen, die sich über die Zeit häufen, bis das liebevolle Umsorgen schließlich nur noch für Wiedergutmachungen genutzt wird.

Opfer dieses Beziehungsverhaltens hoffen meist darauf, dass sie ihren einstigen Traumpartner wieder zurückgewinnen können, wenn sie sich mehr anstrengen. Eine emotionale Abhängigkeit beginnt, die sich nicht selten wie eine Sucht anfühlen und äußern kann. Das macht es besonders schwierig, sich aus diesen Konstellationen zu befreien und wieder zu sich selbst zu finden.

Opfer einer dysfunktionalen Beziehung fühlen sich mit der Zeit so sehr in ihrem Selbstwertgefühl gemindert, dass sie schließlich sich selbst infrage stellen oder gar sich selbst die Schuld geben. Aus dem chronischen Stresserleben und dem seelischen Leid können psychische Erkrankungen entstehen, die in gewissem Maße auch traumassoziiert sein können.

Lass mich noch einmal zusammenfassen, was wir aus den bisherigen Forschungsergebnissen lernen können: Mikroverletzungen können, wenn wir ihnen über einen längeren Zeitraum ausgesetzt sind, eine mehr oder minder starke Belastungsreaktion auslösen. Eine nicht unerhebliche Anzahl an Menschen scheint sogar das Vollbild einer posttraumatischen Belastungsstörung zu entwickeln, obwohl diese Erkrankung ausdrücklich nicht durch ein Typ-I- oder Typ-II-Trauma entstanden ist.

Was ich dir allerdings zu bedenken geben muss: In jedem Forschungsgebiet gibt es einen Bias. Das heißt, in Studien können systematische Fehler auftreten, weshalb leider immer die Gefahr besteht, dass wir voreilig Schlüsse ziehen. Außerdem könnte es sogenannte moderierende Faktoren geben, die zur Entwicklung einer Traumatisierung beitragen. Manche davon, beispielsweise Alter, Geschlecht oder frühere Traumatisierungen, sind bereits bestätigt worden, andere sind möglicherweise noch unbekannt. Überdies wurden für einige der Studien unterschiedliche Fragebögen zur Erhebung von Mikroverletzungen und Symptomen genutzt, was die Vergleichbarkeit einschränkt.

Wenn ich all das betrachte, was wir bis zu diesem Punkt besprochen haben, dann lautet mein Fazit trotz der Einschränkungen: Mikroverletzungen können tatsächlich über einen längeren Zeitraum hinweg unter bestimmten Voraussetzungen traumatisieren. Obwohl die Studienergebnisse häufig in speziell ausgewählten und meist kleinen Stichproben gewonnen wurden und noch keine Rückschlüsse auf die Häufigkeit in der Allgemeinbevölkerung möglich sind, geben sie einen Hinweis darauf, dass Betroffene sowohl eine PTBS als auch traumaassoziierte Symptome entwickeln können.

Letztere können möglicherweise besser durch eine andere psychische Erkrankung abgebildet werden. Behandelnde sollten Mikroverletzungen jedoch in jedem Fall im Hinterkopf behalten, um hilfreiche Überlegungen für die Behandlung nicht zu versäumen. Ganz genau so, wie wir es auch bei Patienten und Patientinnen tun, die nach „großen" traumatischen Erfahrungen zwar nicht das Vollbild einer Traumafolgestörung entwickeln, wohl aber eine andere psychische Erkrankung.

Auf der anderen Seite gibt es Menschen, die die Voraussetzung zu haben scheinen, dieser Art von Verletzungen mit ihren Bewältigungsmöglichkeiten und ihren Schutzfaktoren die Stirn zu bieten. Immerhin bleiben drei von vier Menschen ein Leben lang mental gesund. Von ihnen können wir lernen, welche Fähigkeiten wir noch weiterentwickeln und welche Eigenschaften wir in uns stärken können, um zukünftig widerstandsfähiger zu werden – mehr dazu im Kapitel „Die Grundlage für mehr Resilienz schaffen" (siehe S. 204).

Mikrotrauma oder Burn-out?

Wie du nun weißt, zeichnet sich eine Traumatisierung durch Symptome der Trauma-Trias Wiedererleben, Vermeidung und Übererregung aus (siehe S. 33). Ein Burn-out dagegen äußert sich vorwiegend durch ein ausgeprägtes Erschöpfungsgefühl verbunden mit einer deutlich verminderten Leistungsfähigkeit und meist auch körperlichen Beschwerden wie Magen-Darm-Problemen, Schwindel und Schlafstörungen. Vielen Betroffenen ist es kaum noch möglich, sich zu entspannen, obwohl das Bedürfnis nach Ruhe immens ist.

Die Entwicklung eines Burn-outs beginnt zunächst mit einer Phase des „Brennens", in der Betroffene sich vollkommen verausgaben. Aus diesem Grund sind besonders Menschen gefährdet, die hohe Anforderungen an sich selbst stellen, einen Hang zum Perfektionismus haben oder von Versagensängsten geplagt sind. Wenn dann das Ausmaß an Anforderungen über längere Zeit das Maß an Erholung überschreitet, kann sich ein destruktiver Kreislauf entwickeln:

Die Angst, nicht zu genügen oder den Anforderungen nicht gerecht zu werden, wird überkompensiert, indem noch mehr gearbeitet wird.

Doch ein Zuviel an Engagement fordert seinen Tribut. Die Konzentrations- und Aufmerksamkeitsleistung nimmt ab, die Merkfähigkeit reduziert sich und Fehler häufen sich. Das kann zunehmend verzweifeln und hilflos machen. So brennen Betroffene schließlich immer mehr aus. Obwohl sie dabei oft auch innerlich angespannt sind, sich getrieben fühlen, sich immer seltener Entspannung gönnen, sich möglicherweise auch aus Scham über ihr scheinbares Scheitern von anderen zurückziehen und Merkmale einer Übererregung zeigen, fehlt diesen Beschwerden dennoch der traumabezogene Charakter.

Auch Wiedererleben wird eher dann beschrieben, wenn es bei der Arbeit zu Konflikten gekommen ist. Übrigens kann ein Burn-out nicht nur im Arbeitsumfeld entstehen, sondern auch in besonders belastenden Familienkonstellationen, beispielsweise mit pflegebedürftigen Angehörigen oder vielfältigen Alltagsaufgaben.

Mikrotrauma oder Retraumatisierung

Einiges, was uns für die Entwicklung einer Mikrotraumatisierung verletzlich macht, hat seinen Ursprung in Kindheitserfahrungen. Dazu zählen beispielsweise die Fähigkeit, sich Unterstützung zu holen, gedankliche Verarbeitungsmuster, bestimmte Verhaltensweisen sowie Grundüberzeugungen über sich selbst, andere und die Welt. Hat ein Mensch bereits ein Bindungstrauma erfahren, macht ihn das verletzlicher für erneute traumatisierende Erfahrungen und entsprechende Folgeerkrankungen. Dabei stellt sich die Frage, ob es sich tatsächlich um eine „neue" Traumatisierung als Erwachsener handelt oder ob Betroffene „retraumatisiert" worden sind.

RETRAUMATISIERUNG

Retraumatisierung ist ein Begriff, der noch nicht einheitlich definiert ist. Deshalb stelle ich dir nun Überlegungen dazu vor, was man darunter verstehen kann. Unter einer Retraumatisierung kann eine signifikante Verschlechterung der posttraumatischen Belastungssymptomatik verstanden werden, die mehr als zwei Tage andauert und die nach einem erneuten traumatischen Ereignis oder einer belastenden Situation auftritt.[29]

In der Folge ist der Betroffene nicht mehr in der Lage, diesen Symptomanstieg zu bewältigen. Es handelt sich also um eine Retraumatisierung, wenn die betroffene Person in der Vergangenheit bereits ein Trauma erlebt und daraufhin das Vollbild einer PTBS entwickelt hatte und der Inhalt des Wiedererlebens sich auf das Ursprungstrauma bezieht.[30]

Studien zeigen, dass es nach einem erneuten Trauma zu einem Wiederanstieg der PTBS-Symptome kommen kann, wenn das aktuelle Trauma dem früheren Trauma ähnelt. Dann werden Betroffene vor allem mit Wiedererleben des ursprünglichen Traumaereignisses überflutet. Allerdings muss in diesem Feld noch weitere Forschung stattfinden, um diese Überlegungen fundiert bestätigen zu können.

In Abgrenzung zur Mikrotraumatisierung würde das bedeuten, dass wir es eher mit einer Traumatisierung durch Mikroverletzungen zu tun haben, wenn sich Betroffene in ihrem Wiedererleben vor allem an aktuelle Situationen erinnern und sie infolge eines frühen Traumas keine Anzeichen einer Traumafolgestörung gezeigt haben.

Dennoch ist die Abgrenzung oft schwer, denn die menschliche Psyche verfügt über eine Vielzahl von Prozessen, die das Wiedererinnern und die Diagnose einer PTBS unterdrücken bzw. erschweren können. Auch wenn Bindungstraumata in einem Alter entstehen, in dem das

Gedächtnis noch nicht vollständig ausgebildet ist, können Menschen die traumatisierenden Ereignisse nicht mehr erinnern. Ebenso sind Menschen in der Lage, unerträgliche Ereignisse vollkommen zu verdrängen. Auch in diesem Fall erinnern sich Betroffene nicht daran, was sie erlebt haben. Eine Diagnosestellung ist durch diese Prozesse erschwert.

Mikrotrauma oder Anpassungsstörung?

Eine weitere wichtige Abgrenzung von Mikrotraumata stellt die Anpassungsstörung dar. Sie wird als dysfunktionale oder pathologische Reaktion auf belastende Lebensereignisse verstanden. Verliert Martina beispielsweise ihren Arbeitsplatz und weiß nicht, wie sie sich als alleinerziehende Mutter zweier Kinder ihre Wohnung weiter finanzieren soll, kann sie sich dadurch so sehr überwältigt fühlen, dass sie zunächst keine Lösung für ihre neue Lebenssituation findet. Möglicherweise hat sie zudem erst vor Kurzem erfahren, dass ihre Mutter unter einer schweren Krankheit leidet, und sorgt sich um deren Gesundheit.

Obwohl jedes Ereignis für sich genommen kein Trauma in Martina auslöst, führen sie in Summe dennoch dazu, dass sie sich vollkommen überfordert und hoffnungslos fühlt. Sie findet keinen Weg, sich auf diese neue Situation einzustellen und sich mit entsprechenden Maßnahmen daran anzupassen. Das kann ihre Stimmung niederdrücken und ihre Sorgen verstärken. Vielleicht verliert sie ihre Lebenslust, hat keinen Antrieb mehr und möchte sich am liebsten von allem und jedem zurückziehen.

Der wichtigste Unterschied zwischen einer Anpassungsstörung und einer Traumatisierung liegt darin, dass die Symptome bei Ersterer nicht in allen Bereichen der Trauma-Trias (siehe S. 33) auftreten. Wenn also eine Mobbingsituation zu einer vermehrten Schreckhaftigkeit, zu Übererregung, einem sozialen Rückzug, zu anhaltend oder überschießenden Gefühlen, zu Reizbarkeit, Entfremdungsgefühlen, Schlafstörungen, Albträumen und einer gedanklichen Einengung auf die Angriffe führt, können wir von einer Traumatisierung und nicht von einer Anpassungsstörung ausgehen. Aus diesem Grund kam ich mit Martina schließlich zu dem Schluss, dass sie eine Traumafolgestörung durch die mikrotraumatischen Erlebnisse bei der Arbeit entwickelt hatte.

Mikrotraumata ernst nehmen

Du siehst, wir können davon ausgehen, dass nicht nur die „großen" Traumata Belastungen für unsere mentale Gesundheit darstellen. In nahen oder anderweitig wichtigen Beziehungen können auch sich häufende kleinere Verletzungen über einen längeren Zeitraum dazu führen, dass unser Körper und Geist in eine chronische Stressreaktion versetzt werden. Können wir weder die Situation verändern noch den Stress bewältigen, wirkt sich die Situation zunehmend belastend auf unsere Gesundheit aus. Auf dieser Grundlage können sich Traumafolgestörungen oder andere traumaassoziierte psychische Erkrankungen als direkte oder indirekte Folge entwickeln.

Traumaexperten und -expertinnen stellen den Zusammenhang von Mikroverletzungen und Traumatisierung aufgrund der noch dünnen Datenlage und der fehlenden „Schwere" bzw. Lebensbedrohung manchmal infrage. Den Einwand, wir würden durch die Akzeptanz von Mikrotraumata die Entsetzlichkeit „großer" Traumata und die Folgen für Opfer verwässern, kann ich sehr gut nachvollziehen. Wenn wir allerdings die Forschungslage betrachten, ist nicht ausschlaggebend, wie schwerwiegend ein Experte die Situation eines Betroffenen einschätzt, sondern als wie schwerwiegend der Betroffene selbst diese empfindet. Schwere und Häufigkeit der erlebten Ereignisse stellen einen sehr bedeutsamen Risikofaktor für spätere Folgeerkrankungen dar.

Deshalb bin ich der Meinung: Niemand kann bestimmen, welche Ereignisse schwerwiegend genug sind, um eine Traumatisierung auslösen zu können. Wer sich das anmaßt, unterstützt damit den Gedanken, dass Betroffene „zu empfindlich" mit überlastenden Beschwerden auf bestimmte Situationen reagieren, als wären die Auslöser nicht schwerwiegend genug, um das Leid der Betroffenen zu erklären. Die Aufgabe der Psychotherapie ist es nicht, zu entscheiden, wie massiv einschneidende Lebensereignisse tatsächlich erlebt werden können, sondern zuzuhören und nachzuvollziehen.

Luise Reddemann beschreibt ein Trauma wie folgt: „Traumatische Erfahrungen übersteigen das Erträgliche. Wir fühlen uns ohnmächtig und hilflos. Danach ist nichts mehr, wie es vorher war. Wir haben Angst, sind panisch oder fühlen uns leer – wie abgetötet."[31] Wir sollten Menschen, die durch Mobbing oder Stalking mit Bedrohungen in einen traumaassoziierten Zustand geraten, niemals absprechen, dass auch diese Erfahrungen das Erträgliche übersteigen können. Auch Menschen, die scheinbar „nur" unter mikrotraumatischen Situationen leiden, darf nicht eine hilfreiche Erklärung für ihre Beschwerden und eine geeignete Behandlung verwehrt werden.

Denn je eher Betroffene Vorfälle als schwerwiegende, sich wiederholende und überwältigende Eingriffe in ihr Leben und Selbstbild wahrnehmen, desto eher werden Stressreaktionen ausgelöst, die chronisch werden können. Je eher sie sich dabei ausgeliefert und hilflos fühlen, desto eher entfalten sie eine zerstörerische Wirkung auf die Psyche. Die daraus folgenden Stressreaktionen beeinträchtigen die Verarbeitungs- und Bewältigungsmechanismen.

Unter Umständen können Erwachsene unter der Last mikrotraumatischer Verletzungen zusammenbrechen. Ich könnte mir vorstellen, dass es in Zukunft noch mehr Forschung in diesem Feld geben wird. Jedenfalls erhoffe ich mir das, damit für Betroffene angemessene Behandlungsangebote geschaffen werden können.

Neben traumatischen Situationen können aber auch kritische Lebensereignisse dafür sorgen, dass unsere Bewältigungsmöglichkeiten überlastet werden. Menschen beispielsweise, die ihr Kind verloren haben, können durch ihre Trauer so überwältigt werden, dass sich eine anhaltende Trauerstörung entwickelt. Arbeitsplatzverlust, Trennungen, Umzüge, Rechtsstreitigkeiten, existenzbedrohliche Geldnot und weitere einschneidende Veränderungen können unsere Anpassungsfähigkeit überlasten und starke Gefühls- und Stressreaktionen auslösen.

Kein Wunder also, dass auch in solchen Lebenssituationen psychische Erkrankungen entstehen können. Insbesondere, wenn sich diese Ereignisse häufen oder wir einige Risikofaktoren in uns tragen, die die Verarbeitung, Problemlösung und Anpassung erschweren. Wie wir in Teil 2 (siehe S. 54) sehen werden, gibt es auch besondere Zeiten im Leben, die uns verletzlich machen und in deren Zuge kritische Ereignisse besonders gravierende Folgen haben können.

Gleichermaßen können anhaltend hohe Anforderungen, die an Menschen gestellt werden oder die sie an sich selbst stellen, chronisches Stresserleben auslösen. Ich denke z. B. an all die Menschen, die in beruflichen Situationen stecken, die ständige Erreichbarkeit fordern und viel Lärm, schlechte Luft, extreme Temperaturen, ständige Unterbrechungen im Arbeitsablauf oder Termindruck mit sich bringen. Patientinnen und Patienten berichten mir immer wieder davon, wie anstrengend es ist, in einem solch belastenden Umfeld auch noch möglichst gute Leistung zu erbringen. Erwarten Betroffene von sich, zu jeder Zeit allen Anforderungen möglichst perfekt gerecht zu werden, kann das Maß des erlebten Stresses die Widerstandfähigkeit überfordern.

Ebenso kann das Ausbleiben von Lob, Anerkennung und Zuwendung Stress verursachen. Denn auch als Erwachsene brauchen wir hin und wieder positive Rückmeldungen von anderen, um uns im Zusammensein mit anderen orientieren zu können. Überdies brauchen wir ein gefülltes Beziehungskonto, auf das nicht nur wir einzahlen, sondern auch unsere Arbeitskollegen, Vorgesetzten, Arbeitgeberinnen, Partner und Freundinnen.

Genauso können innere Prozesse Belastungen auslösen, die sich schließlich zu einer psychischen Störung auswachsen können. Besonders dann, wenn wir in unserer Kindheit nicht das bekommen haben, was wir für eine gesunde Entwicklung gebraucht hätten, können sich destruktive Gedanken-, Gefühls- und Verhaltensmuster ausbilden, die uns das Leben auch später noch erschweren und unsere Lebensqualität einschränken.

Es gibt also eine Vielzahl von Ursachen für psychische Erkrankungen, im Inneren, aber auch im Äußeren eines Menschen. Je mehr Belastungen zusammenkommen, desto höher ist das Risiko, körperlich und mental krank zu werden. Die Zusammenhänge sind komplex. Sie zu entwirren und Schritt für Schritt nachzuvollziehen, ist ein guter Anfang für jede Art von Veränderung. Im nächsten Kapitel erfährst du mehr dazu.

RISIKOFAKTOREN FÜR MIKROTRAUMATA

In diesem Kapitel erkläre ich dir, welche Faktoren Menschen verletzlich machen für die Entwicklung von Traumafolgestörungen. Außerdem erfährst du, inwiefern auch unsere heutige Gesellschaft dazu beiträgt, dass Mikroverletzungen sich häufen und ihre belastende Wirkung entfalten.

Was macht uns verletzlich für Mikrotraumata?

Sind es besonders „schwache" Menschen, die von Mikrotraumata betroffen sind? Welche Merkmale lösen eine Verletzlichkeit für diese Form der Traumatisierung aus? Bist du selbst schuld, dass dir so etwas passiert ist und du dir nicht selbst helfen kannst?

Vielleicht hast du den Eindruck, nur du würdest unter den Angriffen deines Partners oder einer Arbeitskollegin leiden und andere würden so etwas unbeeindruckt wegstecken oder sich zur Wehr setzen. Erst einmal möchte ich dich daran erinnern, dass man von außen nur schwer beurteilen kann, wie gesund ein Mensch mental tatsächlich ist. Eine Depression beispielsweise ist von außen nur selten sichtbar. Ebenso kann man von außen nur schwer erkennen, durch welche Glaubenssätze ein Mensch beeinflusst wird oder welche früheren Verletzungen er möglicherweise noch in sich trägt. – Jene Faktoren, die einen enormen Anteil daran haben, ob Mikroverletzungen zum Trauma werden oder nicht, sind von außen nicht erkennbar.

Wie du im ersten Kapitel bereits gelesen hast, gibt es zahlreiche Risikofaktoren für psychische Störungen. Zunächst schauen wir uns Faktoren genauer an, die laut Forschung besonderen Einfluss auf traumaasoziierte Symptome und Störungen nehmen.

Diese Zusammenhänge nachzuvollziehen, kann dabei helfen, dich selbst besser zu verstehen. Auf dieser Grundlage fällt es uns oft leichter, uns gegen wenig hilfreiche automatische Handlungsimpulse zu entscheiden und damit neue und vielleicht „gesündere" Entscheidungen zu treffen, mehr Wahlmöglichkeiten zu entdecken und auch auszuprobieren. Außerdem kann es dir auf diese Weise vielleicht gelingen, dich so, wie du bist, anzunehmen.

Was ich mir am meisten für dich wünsche, ist, dass du verstehst: Du trägst keine Schuld! Ich hoffe, dass du erkennst: Es gibt keinen Grund dafür, dich für irgendetwas zu schämen. Du bist gut so, wie du bist. Das, was dich möglicherweise verletzlich macht für ein Mikrotrauma, hat nichts mit Schuld und auch nichts mit Unfähigkeit oder Unzulänglichkeit zu tun. Du kannst sogar an den Merkmalen arbeiten, die dich möglicherweise verletzlich machen, wenn du das möchtest. Dazu kann es hilfreich sein, dir Unterstützung zu suchen, beispielsweise in einem professionellen Rahmen.

Und noch etwas: Zusammenhänge zwischen deiner Kindheit und deinem heutigen Sein zu verstehen, kann hilfreich sein. Jedoch zu lange in belastenden Gefühlen und Gedanken zu verweilen, ist selten konstruktiv. Deshalb solltest du immer darauf achten, dass du in deinen Überlegungen nicht zu lange in der Vergangenheit verhaftet bleibst. Denn dort kannst du die Schwierigkeiten nicht mehr lösen. Das kannst du nur in deinem Heute.

Übrigens kannst du auch vorhandene Schutzfaktoren in dir stärken. Sie können dazu beitragen, die Auswirkungen belastender Einflüsse abzumildern. Dazu zählen allem voran eine als konstruktiv erlebte Unterstützung durch andere Menschen und ein hohes Maß an erlebter Selbstwirksamkeit (siehe auch S. 114).

Risiko- und Schutzfaktoren beeinflussen sich gegenseitig und können über das gesamte Leben hinweg in individuellem Maße verändert werden. Es lohnt sich also, sich diese Faktoren genauer anzusehen.

EIN WICHTIGER HINWEIS

Was du noch wissen solltest, bevor wir uns die Risikofaktoren ansehen, ist die Tatsache, dass mir nichts ferner liegt, als deine Eltern oder Bezugspersonen für mögliche Versäumnisse oder Fehlverhalten anzuklagen. Auch sie waren einmal Kinder und haben sich vermutlich unbewusst durch ihre eigenen tiefen Wunden leiten lassen. Ich bin von Herzen überzeugt davon, dass sie ihr Bestes gegeben haben, auch wenn dieses Beste möglicherweise nicht ausreichend oder sogar äußerst schädigend für deine Entwicklung war.

Solltest du Abneigung, Wut, Hass oder sonstige ablehnende Gefühle empfinden, ist das vollkommen in Ordnung. Niemandem steht es zu, darüber zu urteilen. Im Kapitel „Mikrotraumata überwinden" (siehe S. 104) erfährst du, dass diese Gefühle sogar notwendig sein können, um dich auf den Weg zu machen.

Geschlecht und Alter

Ähnlich wie bei Depressionen und Angsterkrankungen sind Frauen auch von Traumafolgestörungen häufiger betroffen als Männer[32], besonders wenn das Trauma noch nicht lange zurückliegt. Je mehr Zeit nach einem solchen Ereignis vergangen ist, desto eher gleichen sich die Zahlen an PTBS-Betroffenen zwischen Männern und Frauen an. Es ist noch unklar, weshalb Frauen nach einem Trauma eher an Traumafolgestörungen erkranken als Männer.

Ein Grund dafür könnte darin liegen, dass Frauen häufiger von sexualisierter Gewalt mit oft schwerwiegenden Folgen betroffen sind. Viele sind dieser Gewalt schon in jüngerem Alter ausgesetzt, in einer Zeit also, in der sie besonders schutzbedürftig und verletzlich sind. Aber auch Unterschiede in den hormonell gesteuerten Stressreaktionen und in Bewältigungsmechanismen könnten mitverantwortlich sein. Frauen werden eher von starken Emotionen wie Kontrollverlust und Bedrohungsgefühlen überwältigt, was den Verarbeitungsprozess beeinträchtigen kann.[33]

Das Alter scheint eher in jungen und in höheren Jahren ein stärkeres Risiko für Traumafolgestörungen mit sich zu bringen.[34] Das könnte daran liegen, dass jüngere Menschen, insbesondere Kinder, noch weniger Bewältigungsmechanismen zur Verfügung haben und bis ins junge Erwachsenenalter hinein immer wieder kritische Phasen mit wichtigen Entwicklungsaufgaben durchlaufen. Ältere Menschen hingegen könnten bereits unter einem schwindenden Bekannten-, Familien- und Freundeskreis leiden. Die soziale Unterstützung als wichtiger Schutzfaktor bricht also mit zunehmenden Jahren immer mehr weg. Zunehmende körperliche Erkrankungen und Einschränkungen könnten die Lebensqualität zusätzlich einschränken.

Bindungserfahrungen

Der erlernte Bindungsstil beeinflusst, ob und wie ein Mensch nach belastenden Erlebnissen Hilfe und Unterstützung sucht.[35] Menschen mit sicherem Bindungsstil holen sich in schwierigen Situationen und bei Bedarf eher Unterstützung bei Freunden, dem Partner, der Partnerin oder Familienangehörigen und nutzen auch eher professionelle Hilfsangebote. Damit bedienen sie sich einer der bedeutsamsten Ressourcen und Schutzfaktoren, um überwältigende Ereignisse verarbeiten und bewältigen zu können. Menschen mit unsicherem, vermeidendem oder desorganisierten Bindungsstil gelingt dies meist weniger gut oder gar nicht.

Doch was könnten die Ursachen dafür sein, dass einige Menschen nicht sicher gebunden sind? Zunächst einmal entwickeln sich Kinder immer im Bezugsrahmen ihrer unmittelbaren Fürsorgepersonen, seien es die Eltern, Großeltern oder andere pflegende Personen. Bereits in der Schwangerschaft hat das Ausmaß an erlebtem Stress der Mutter einen großen Einfluss auf die Entwicklung des Kindes. So werden beispielsweise die Aktivität von Genen programmiert und die Entwicklung des Stress- und Immunsystems ausgestaltet. Stresshormone im Blutkreislauf der Mutter können diese Entwicklung negativ beeinflussen.

Im Austausch mit den Bezugspersonen können Kinder schließlich Fähigkeiten erwerben und angelegte Eigenschaften stärken oder mildern. Gedankliche Muster bilden sich heraus, beispielsweise wie ein Mensch über sich selbst, andere Personen und die Welt denkt, wie er Probleme löst und Erfahrungen verarbeitet. Auch die Persönlichkeitsstruktur entwickelt sich auf der Grundlage der Erfahrungen, die Kinder mit ihren Bezugspersonen und später auch mit Gleichaltrigen machen.

Die Basis für unser späteres Bindungsverhalten wird also in der Kindheit gelegt. Schon die ersten zwei Lebensjahre sind entscheidend. Gelingt es den Bezugspersonen, die Bedürfnisse des Säuglings zu erkennen und sie passgenau zu befriedigen, ist ein wichtiger Meilenstein erreicht. Werden dabei gute Routinen geschaffen, erlebt ein Kind Sicherheit und kann auf dieser Basis Vertrauen entwickeln.

Dabei ist es besonders wichtig, dass sich Bezugspersonen in ähnlichen Situationen immer wieder ähnlich verhalten, also stabil. Denn wiederholte unberechenbare Verhaltensweisen wie beispielsweise impulsive Gefühlsausbrüche oder gar gewalttätige Übergriffe können in Kindern starke Gefühle von Angst, Kontrollverlust, Verzweiflung und einen massiven Vertrauensverlust auslösen. Traumatisierungen können entstehen. Das gilt auch für wiederholte Situationen, in denen ein Kind verbale oder körperliche Gewaltübergriffe gegenüber einer Bezugsperson oder einem Geschwisterkind beobachtet.

In der Folge fühlen sie sich nicht sicher in den Beziehungen zu ihren Bindungspersonen, vermeiden möglicherweise sogar Nähe oder sind hin- und hergerissen zwischen vertrauensvollem Hinwenden und angstvollem Abstandsuchen. Bei besonders schwerwiegenden frühkindlichen Verletzungen, ob psychisch oder physisch, entwickeln Kinder einen desorganisierten, d. h., eine Kombination aus ängstlichem und vermeidendem Bindungsstil: Sie suchen zwar nach Verbundenheit, Sicherheit und Schutz, wirken dabei aber oft desorientiert oder wie erstarrt.

Sabine erlebte in ihrer Kindheit viele Entwertungen, Herabwürdigungen, Beleidigungen sowie Vorgeführtwerden vor anderen. Auf der anderen Seite erfuhr sie immer dann ein wenig Aufmerksamkeit, wenn sie ihrer Mutter half oder ihr zuhörte. „Ich wusste nie, wen ich antreffe, wenn ich von der Schule nach Hause kam", erzählte Sabine. „Ich konnte auf eine einigermaßen friedliche Mutter treffen oder aber auf eine Furie, die sofort auf mich losging. Die Stimmung konnte jederzeit kippen, ohne dass ich mir bewusst war, irgendetwas falsch gemacht zu haben."

Durch die Unvorhersehbarkeit der Mutter hatte Sabine den Eindruck, diesen Stimmungsschwankungen hilflos ausgeliefert zu sein. Nie hatte sie herausfinden können, was sie hätte tun können, um ein wenig mehr Wohlwollen von ihrer Mutter zu erhalten. Sabine hatte sich nach der Geburt ihrer Kinder von ihrem Mann getrennt, weil sie sich auseinandergelebt hatten, wie sie sagte. Als wir ihre übrigen Beziehungen ansahen, wurde schnell deutlich, dass Sabine alle Beziehungen abbrach, die ihr zu nahe gingen. Zu groß war ihre Angst, dass die Zuwendung und Liebe des Partners doch irgendwann in Ablehnung und Abwertung umkippen könnte. Sie hatte einen unsicher-vermeidenden Bindungsstil entwickelt, der es ihr zu Beginn auch schwer machte, meine therapeutische Hilfe tatsächlich anzunehmen und mich ein Stückchen näher an sie heranzulassen.

Auch wenn ein Kind durch seine mitgegebenen Anlagen beispielsweise besonders ängstlich auf neue Situationen reagiert und Eltern es zu wenig dabei unterstützen, die Angst oder Unsicherheit zu regulieren, wird das Kind möglicherweise lernen, Neuem in Zukunft lieber auszuweichen. Also auch dann, wenn die Anforderungen eines Kindes nicht zu den Möglichkeiten eines Elternteils passen oder wenn entwicklungsfördernde Hilfe fehlt, werden unter Umständen destruktive Gefühls-, Gedanken- und Verhaltensmuster geprägt.

Die in der Kindheit erworbenen Bindungsmuster bleiben relativ stabil, können jedoch durch neue Erfahrungen mit anderen Menschen verändert werden. Die Wahrscheinlichkeit, dass Menschen mit grundsätzlich eher unsicherem, vermeidendem oder desorganisiertem Bindungsstil später Hilfe und Unterstützung bei anderen suchen, ist verständlicherweise geringer ausgeprägt als bei Menschen mit sicherem Bindungsstil. Das Bindungsverhalten bestimmt also mit, inwiefern Personen nach traumatischen Erfahrungen die Hilfe und Unterstützung suchen und erhalten, die sie brauchen.

Frühe Traumata

Was den Einfluss von frühen Traumata auf spätere Traumatisierungen betrifft, ist die Forschungslage unklar. Wenn traumatische Ereignisse überwunden werden, sprechen die Ergebnisse eher dafür, dass daraus eine gestärkte Widerstandskraft entstehen kann.[36] Die Überzeugung, belastende Situationen überstehen zu können, kann also wachsen. Sie kann in späteren belastenden oder überwältigenden

Situationen genutzt werden, um Gefühle in ihrer Intensität abzumildern und darüber nachzudenken, wie man mit diesem Ereignis umgehen möchte. Führen frühe Traumatisierungen jedoch zu Folgeerkrankungen, können diese die Verletzlichkeit für spätere Traumafolgestörungen eher erhöhen.[37]

Hannes' erste Lebensjahre waren geprägt von seinen Großeltern, bei denen er aufgewachsen war. Seine leibliche Mutter hatte ihn abgegeben. Den Grund dafür kannte er nicht. Obwohl er dort in besten Händen war, sich geliebt, gewollt und sicher gefühlt hatte, blieb ein unangenehmes Gefühl in ihm zurück, das er nicht in Worte fassen konnte und das ihn immer dann begleitete, wenn er auf neue Menschen zugehen musste.

Es schien eine Art von Beklommenheit oder Schüchternheit zu sein, die Hannes am ehesten als einen Druck im Bauch wahrnahm. Da es für Hannes nicht zu beschreiben war, mutmaßte ich, dass dieses Gefühl in der vorsprachlichen Phase, also im Säuglings- bis Kleinkindalter entstanden sein musste. Meine Hypothese war, dass Hannes schon in den ersten Wochen seines Lebens eine potenziell traumatisierende Erfahrung gemacht hatte: den Verlust seiner Mutter.

Wir wissen heute, dass Säuglinge durch einen solchen Verlust schwer traumatisiert werden können. Nach Luise Reddemann ist unter allen Ereignissen, die ein Kind treffen kann, der Tod der Mutter am einschneidendsten,[38] besonders vor dem elften Lebensjahr. Da Säuglinge noch kein Zeitgefühl, keinen bewussten Verstand und damit keine Vorstellung davon haben, was ihnen geschieht, können wir annehmen, dass das Verlassenwerden ähnliche Auswirkungen hat wie der Verlust durch Tod.

Hannes' Großmutter kümmerte sich liebevoll um ihn. Zu ihr hatte er Zeit ihres Lebens eine enge Verbundenheit empfunden. In dörflicher Umgebung war er Teil der Gemeinschaft, hatte Freunde und eine liebevolle Familie mit Onkeln, Tanten, Cousins und Cousinen. Bis er zu seiner Frau gezogen war, war es ihm ausgesprochen gut ergangen. Er hatte seine Schüchternheit überwinden können, langjährige Freundschaften geschlossen und erkannt, dass er zu vielem fähig war. Er fühlte sich geliebt, geschätzt und insgesamt wertvoll.

Trotz seines frühen Verlustes gab es also keinen Anhaltspunkt dafür, dass er eine Traumafolgestörung oder Persönlichkeitsstörung davongetragen hatte. Seine Großeltern waren vermutlich eine sichere Bindung mit ihm eingegangen und konnten ihn so vor schwerwiegenden Folgen schützen. Dennoch hatte dieses frühe Verlusterlebnis offenbar Einfluss darauf, wie er mit den Mikroverletzungen in seiner Partnerschaft umging.

Überdies zeigte sich, dass nicht allein fürchterliche Erlebnisse in der Kindheit die Ursache für spätere Traumatisierungen sind, sondern wie sie verarbeitet wurden und welche destruktiven Auswirkungen die Verarbeitungsprozesse auf das Denken, Fühlen und Handeln nehmen.[39] Das bedeutet jedoch mitnichten, dass Betroffene, denen Unaussprechliches widerfahren ist, selbst schuld daran sind, wenn sie später an einer Traumafolgestörung erkranken. Es bedeutet auch nicht, dass sie ihre Kindheitserlebnisse „falsch“ verarbeitet haben. Sondern es bedeutet, dass Kinder aus dem, was ihnen geschieht, lernen. Besonders aus den negativen Erfahrungen.

Denn genau so schützen sich Menschen vor Bedrohungen. Unser Gehirn ist darauf trainiert, negative Ereignisse als bedrohliche Situationen zu speichern, um ihnen in Zukunft möglichst aus dem Weg gehen zu können. Sind Erlebnisse einschneidend und erzeugen intensive Gefühls- und Stressreaktionen, speichern wir zwar viele Details, die uns vor ähnlichem Horror warnen können. Aber wir setzen das Erlebte nicht in Zusammenhang mit anderen Erfahrungen, Gedanken, Handlungsoptionen und Gefühlen. So sind wir kaum in der Lage, das Gelernte später durch neue Erfahrungen anzupassen und möglicherweise auch zu revidieren.

Wurdest du beispielsweise als kleines Kind einmal von einem Hund gebissen oder hast dich fürchterlich erschreckt, als er an dir hochgesprungen ist? Wenn ja, dann reagierst du heute auf Hunde ziemlich sicher zumindest noch mit einer guten Portion Respekt oder dein erster Reflex rät dir: Lauf! Durch derartige Erlebnisse werden in unserem Gehirn sogenannte Furchtnetzwerke gebildet. In ihnen werden die Gefühle, Gedanken und Bewältigungsmöglichkeiten gespeichert, die du in der jeweiligen Situation erlebt hast und über die du in dem jeweiligen Alter verfügen konntest. Geraten wir später in ähnliche Situationen, werden diese Netzwerke aktiviert. Genau deshalb hältst du vielleicht auch heute noch lieber einen großräumigen Abstand von bellenden Vierbeinern.

Geringe Frustrationstoleranz

Etwa im Alter von sechs bis zwölf Monaten sollte die Bedürfnisbefriedigung bei Kindern langsam, aber stetig ein klein wenig weiter hinausgezögert werden, damit sich die Frustrationstoleranz entwickeln kann – immer in ausreichend verständnisvoller Begleitung durch die Eltern, die hilfreich zur Seite stehen, um entstehende Stressreaktionen zu mildern und unangenehme Gefühle zu regulieren.

Eine gewisse Toleranz gegenüber Frust und damit einhergehenden Gefühlen wie Wut, Enttäuschung, Traurigkeit oder Angst ist wichtig, um auch später im Erwachsenenleben mit den Widrigkeiten des Lebens umgehen zu können. Laut der Forscherin und Psychotherapeutin Francine Shapiro hängt das Ausmaß der Frustrationstoleranz auch mit der Entwicklung möglicher Mikrotraumata zusammen.

Wenn wir also nicht direkt mit einem hohen Maß an Stress auf eine Frustration reagieren, sondern eine gewisse Toleranz dafür entwickelt haben, können all unsere verschiedenen Hirnregionen ohne Störungen an einer Lösung arbeiten.

Vermeidung als Bewältigungsstrategie

Ausgeprägtes Vermeidungsverhalten steht in engem Zusammenhang mit der Entwicklung von Traumatisierungen.[40] Wenn wir nach einem potenziell traumatischen Ereignis versuchen, nicht mehr daran zu denken, wird die Verarbeitung des Erlebten unterbrochen. Sich an belastende Geschehnisse zu erinnern, ist zunächst ein natürlicher Verarbeitungsprozess, der ins Stocken gerät, wenn man ihn zu früh unterbricht. Gefühle, Sinneseindrücke und Körperempfindungen sind Teile des Erlebten, die ebenfalls immer wieder durchgearbeitet werden, bevor sie als abgeschlossene Erfahrung betrachtet und mit anderen bisherigen Erlebnissen in Beziehung gesetzt werden können.

In diesem Sinne ist ein gewisses Wiedererleben also erst einmal Teil eines „normalen" Verarbeitens. Allerdings, und das kannst du dir bestimmt vorstellen, ist das Wiedererleben traumatischer Momente, ganz gleich welchen Teil unserer Wahrnehmung es betreffen mag, unglaublich belastend, beängstigend und anstrengend. Daher weichen manche Betroffene dem Wiedererleben aus. Das ist vollkommen verständlich und in vielen Fällen auch notwendig, um nicht unter all den Eindrücken zusammenzubrechen. Dabei solltest du wissen, dass jegliche Vermeidung in den allermeisten Fällen unbewusst geschieht. Betroffene entscheiden sich also in der Regel nicht oder nur zu einem Teil aktiv dazu.

Sabine hatte schon früh gelernt, unangenehme Gefühle mit Essen auszugleichen. Sie aß bevorzugt Süßigkeiten, wenn sie sich trösten wollte, oder salzige Knabbereien, wenn sie wütend war. Schon als Kind erlebte sie die intensiven Gefühle ihrer Mutter mit, wurde Opfer zahlreicher impulsiver verbaler Übergriffe und hatte dabei nur einen Ausweg gefunden: Iss, damit du nichts mehr spürst! Zwar erreichte sie dadurch ein kurzfristiges Gefühl der Erleichterung, weil sie die intensiven Gefühle mit der Nahrung hinunterschluckte, doch langfristig wurde sie auf diese Weise aufgrund ihrer wachsenden Körperfülle nur noch häufiger entwertet.

Ein weiterer Ausweg für sie waren Grübeleien und Schimpfen über scheinbares Fehlverhalten anderer. Diese Vermeidungsstrategie hatte Sabine vermutlich von ihrer Mutter übernommen. Immer dann, wenn sie den Eindruck hatte, versagt zu haben oder nicht gut genug zu sein, wechselte sie die Perspektive. Sie sah sich um und suchte nach einem Auslöser für diese Gefühle. Häufig fand sie diesen in Gesprächspartnern oder in jemandem, der oder die sie unfreundlich behandelt oder auch nur angesehen hatte. Sofort begann sie, diese Personen gedanklich oder verbal abzuwerten. Sie schimpfte wie ein Rohrspatz. Das tat sie so lange, bis sie sich selbst wie ein besserer Mensch fühlen konnte und den Eindruck hatte, dass sie vollkommen in Ordnung sei und nur das Pech hatte, immer wieder Opfer der „dummen" anderen zu werden. Auf diese Weise wuchsen zwar ihre Wut und ihr Ärger weiter an, aber die noch verletzenderen Gefühle von Minderwertigkeit und Unzulänglichkeit verschwanden für eine Weile.

Langfristig konnte sie mit diesen Vermeidungsstrategien das Loch in ihrem Herzen nicht füllen. Die Liebe, Zuwendung und Sicherheit, die sie bei ihrer Mutter so schmerzlich vermisst hatte, waren damit nicht zu stillen, auch das instabile Selbstwertgefühl ließ sich damit nicht langfristig stärken.

Ähnlich wie übermäßiges Essen kann auch Alkohol-, Medikamenten- oder Drogenkonsum unangenehme Gefühle dämpfen. Wohl auch aus diesem Grund leiden traumatisierte Menschen häufig an Suchterkrankungen.

Einen anderen Aspekt der Vermeidung hatte Hannes gewählt. Da er sich von seiner Frau über die Jahre hinweg immer weniger geliebt und wertgeschätzt fühlte, begann er daran zu glauben, dass sie recht habe mit ihren Vorwürfen, dass er zu laut, zu wenig verständnisvoll und insgesamt ein schlechter Vater sei. Er fühlte sich unzulänglich, voller Scham und Schuldgefühle. Er zog sich immer mehr von seinen Freunden zurück, gab die aktive Vereinsarbeit auf und blieb nach der Arbeit die meiste Zeit zu Hause, denn er hatte Angst davor, dass die Menschen in seinem Umfeld erkennen könnten, wie kläglich er versagt hatte.

Durch den Rückzug fielen jedoch schützende Einflüsse auf sein seelisches Gleichgewicht weg. Niemand war mehr da, der ihm hin und wieder ein Kompliment machte, ihm das Gefühl gab, wichtig und geschätzt zu sein. Er erlebte keine gemeinsamen Abende mit Freunden mehr, an denen er sich leicht und voller Freude fühlte. Und er hatte niemanden mehr, mit dem er darüber sprechen konnte, was ihn quälte oder bei dem er sich verstanden und unterstützt fühlen konnte.

Neben der Trauma-Trias gehören intensive Gefühle von Scham und Schuld zu den herausragendsten Merkmalen einer Traumatisierung. Sie sind außerdem äußerst handlungsweisend. Hast du z. B. schon mal beobachtet, wie sich kleine Kinder verhalten, die sich schämen? Entweder sie verstecken ihr rot angelaufenes Gesicht in ihren Händen oder sie laufen weg und verstecken sich. Auch als Erwachsene wollen wir uns noch immer am liebsten außer Sichtweite bringen, wenn wir uns schämen. Es liegt also für viele Betroffene nahe, Kontakte zu vermeiden. Damit verlieren sie jedoch die äußerst heilsame Erfahrung, sich in der größten Not bei einem lieben Menschen sicher, geliebt und gehalten zu fühlen.

DISSOZIATION

Eine Dissoziation kann sich in akuten Stresssituationen zeigen und ist als Schutzreaktion unserer Psyche zu verstehen. Bei ausgeprägtem Stress werden im Körper Opiate freigesetzt. Diese hemmen nicht nur die Schmerzwahrnehmung, sondern können auch einen Zustand der „Vernebelung" auslösen. Wir erleben die Situation nicht mehr mit vollem Bewusstsein, sondern können die unterschiedlichsten dissoziativen Symptome entwickeln: Möglicherweise erstarren wir, nehmen uns selbst getrennt von unserem Körper wahr, fühlen uns aus der Realität entrückt oder fühlen uns taub.

Dissoziationen, die auch nach dem Ereignis auftreten können, beispielsweise ausgelöst durch triggernde, also äußere auslösende Situationen oder Erinnerungen, können wir nicht willentlich steuern. Sie erhöhen jedoch das Risiko dafür, eine traumaassoziierte psychische Erkrankung zu entwickeln. Man kann mit der Zeit und entsprechender Unterstützung lernen, sich aus diesen Zuständen herauszuholen. Anschließend kann eine psychotherapeutische Traumakonfrontation dabei helfen, das Geschehene zu verarbeiten und in die Lebensgeschichte zu integrieren.

Eine weitere ungesunde Bewältigungsstrategie ist das Verhaftetbleiben in Erinnerungen. Das sogenannte Ruminieren, also das gedankliche „Wiederkäuen", trägt jedoch genauso wenig zu einer langfristigen Bewältigung eines Traumas bei wie die übrigen Vermeidungsstrategien.

Martina blieb lange Zeit in ihren Grübeleien stecken und verhinderte damit eine konstruktive Auseinandersetzung mit ihren Gefühlen von Minderwertigkeit, Scham und Unzulänglichkeit. Sie wiederholte in Gedanken immer wieder verletzende Szenen, die sie mit Arbeitskollegen erlebt hatte. Über viele Stunden des Tages erzählte sie sich in Gedanken immer wieder, was ihr widerfahren war, oder berichtete ihrem Mann davon, ohne auf dessen Reaktionen zu achten.

Ein weiteres ungesundes Bewältigungsmuster beschrieb Seligman 1979 in seinem Konzept der „erlernten Hilflosigkeit".[41] Es fasst die Beobachtung zusammen, dass Menschen nach wiederholten überwältigenden Erfahrungen in eine Art ohnmächtige Resignation fallen können. Besonders, wenn sie schon in frühen Jahren mit solchen Situationen konfrontiert waren und sich keine der Bezugspersonen darum bemühte, die intensiven Stressreaktionen des Kindes zu mildern, kann das Gefühl der Hilflosigkeit chronisch werden.

Betroffene Menschen lernen, dass sie belastenden Situationen nichts entgegenzusetzen haben und ihnen hilflos ausgeliefert sind. Sie beginnen, belastende Situationen auszuhalten, ohne nach konstruktiven Problemlösungen zu suchen, auch wenn diese objektiv betrachtet vorhanden wären. Sie suchen meist bei sich selbst die Schuld und nehmen sich selbst als unzulänglich wahr. Man könnte vielleicht sagen, dass sie die aktive Auseinandersetzung mit Situationen und deren Lösungen vermeiden. In Bezug auf Mikroverletzungen könnte dies ein ausschlaggebendes inneres Muster sein, das ein aktives Eingreifen in die verletzenden Situationen zusätzlich erschweren könnte.

VERMEIDUNGSSTRATEGIEN KÖNNEN HILFREICH SEIN

Falls du unter einer Traumafolgestörung leidest, möchte ich dir an dieser Stelle noch etwas Wichtiges mitgeben: Bitte halte jede Vermeidungsstrategie so lange aufrecht, bis du alternative Wege gefunden hast, Belastendes konstruktiv zu bewältigen. Den Zeitpunkt, an dem du dich stabil genug dafür fühlst, solltest du im besten Fall gemeinsam mit einer Psychotherapeutin oder einem Psychotherapeuten bestimmen.

Deine Psyche hat die unbewussten Pfade der Vermeidung nicht aus böser Absicht beschritten, sondern möchte auf diese Weise dafür sorgen, dass du unter der Last an Wiedererleben und Stressreaktionen nicht zusammenbrichst. Es stellt die Lösung dar, die deine Psyche in Anbetracht deiner aktuellen Situation als die einzig machbare gefunden hat. Vertraue ihr und lass dir professionell dabei helfen, deine Widerstandskraft und dein Sicherheitsempfinden so weit zu stärken, bis deine Psyche bereit ist, die Vermeidung nach und nach fallen zu lassen.

Geringe Kontrollüberzeugung, Werte und dysfunktionale Gedanken

Ein besonders starker Risiko- bzw. Schutzfaktor ist das Erleben von Selbstwirksamkeit.[42] Die Erwartung, selbstwirksam auf die Umwelt einwirken zu können, beschreibt die Überzeugung, mitgestalten zu können, wie sich unser Leben entwickelt. Jedes Mal, wenn wir ein Bedürfnis befriedigen, ein Gefühl verstärken oder abmildern, wenn wir ein Ziel erreichen oder ein Problem lösen, wird unsere Selbstwirksamkeit und damit die Überzeugung gestärkt, dass wir kontrollieren können, wie wir mit etwas umgehen und dass wir Anforderungen mit unseren Kompetenzen bewältigen können. Negative Gedanken über uns selbst oder die Welt machen uns verletzlicher für Traumatisierungen und beeinträchtigen vor allem während und nach verletzenden Ereignissen die Verarbeitungsprozesse.[43]

Sowohl das Erleben von Kontrolle und Selbstwirksamkeit als auch Glaubenssätze entwickeln sich in unserer Kindheit. Schon in den ersten Lebenswochen nehmen Säuglinge wahr, wie ihre Eltern auf Äußerungen von angenehmen und unangenehmen Gefühlen reagieren. Wird ein Baby zuverlässig gefüttert, wenn es Hunger durch Schreien oder Unruhe äußert, kann der Eindruck stetig wachsen, dass seine Bedürfnisse befriedigt werden, wenn es diese zum Ausdruck bringt.

Erleben Säuglinge oder auch ältere Kinder hingegen immer wieder, wie sie trotz Hungers, Angst oder Wut allein gelassen oder ihre Bedürfnisse abgewertet oder bagatellisiert werden, kann sich eine Kontrollüberzeugung kaum entwickeln. Glaubenssätze wie: „Ich kann mich einfach nicht richtig ausdrücken. Ich bin selbst schuld, dass ich nicht das bekomme, was ich brauche“ oder „Ich kann anderen Menschen nicht vertrauen. Niemand meint es gut mit mir“ formen sich und bestimmen fortan das Denken, Fühlen und Verhalten.

Hannes hatte aufgrund des frühen Verlusts der Mutter einige destruktive Glaubenssätze entwickelt. Schon als kleiner Junge hatte er sich Gedanken darüber gemacht, weshalb eine Mama ihren kleinen Sohn hergab. Der einzig mögliche Schluss für ihn: Es musste an ihm liegen. Das war die frühe Wunde, die seine Frau später mit ihren Entwertungen und dem isolierenden Verhalten erneut aufriss.

Hannes’ Selbstabwertungen, die in seiner Kindheit und Jugend durch positive Erfahrungen mit seinen Freunden und später mit seinen Arbeitskollegen nur noch selten auftraten, waren zurückgekehrt und nahmen sogar noch an Stärke zu. Und ihre Wirkung war verheerend. Er fand immer neue Gründe, weshalb es ihm nicht zustand, sich gegen die Angriffe seiner Frau zur Wehr zu setzen oder seine Verletztheit anzusprechen. So ergab er sich immer mehr in die Situation und zog sich von anderen zurück, um von diesen nicht ebenfalls als „nicht gut genug“ oder „zu schwach“ erkannt und aufgrund dessen verlassen zu werden.

Martina dagegen begann misstrauisch gegenüber anderen zu werden. Die überwältigende Erfahrung, dass Menschen sich so „bösartig“ verhalten konnten, warfen ihr Weltbild vollkommen durcheinander. Ihre Werte von Freundlichkeit, Großzügigkeit und gegenseitiger Hilfsbereitschaft waren massiv verletzt worden. In ihr wuchs die Überzeugung, sie könne von anderen nichts Gutes erwarten. Sie begann, auch in ihren Freundschaften immer wieder Verhaltensweisen zu entdecken, die sie als selbstbezogen oder desinteressiert interpretierte. Sie verlor jegliches Vertrauen in ihr Umfeld und zog sich immer mehr zurück. Auf diese Weise verlor sie nicht nur Schutz und Unterstützung, sondern vermied auch unbewusst die Auseinandersetzung mit ihren Gefühlen von Ohnmacht, seelischem Schmerz und Angst.

Du weißt nun viel darüber, unter welchen Umständen es durch verschiedene Ereignisse zu einer Traumafolgestörung kommen kann. Der bedeutsame Unterschied zwischen einem Schocktrauma und einem Mikrotrauma liegt darin, dass Mikroverletzungen nicht einschlagen wie ein Blitz. Sie sind oft leise und schleichen sich unbemerkt unter die Haut.

Viele Menschen nehmen diese kleinen Verletzungen im Alltag zunächst kaum bewusst wahr. Ein schiefer Blick da, ein scharfer Ton dort, nichts Außergewöhnliches – scheinbar. Die besondere Gefahr liegt darin, dass sich auf diese Weise über längere Zeit kleine Verletzungen anhäufen können, ohne dass wir bewusst Maßnahmen zur Bewältigung oder zur Veränderung der Situation ergreifen. Dadurch entfalten Mikrotraumata ihre Wirkung manchmal vollkommen ungesehen an der Basis unseres Selbstwertgefühls.

Sie schlagen nicht mit Wucht ein, sondern arbeiten sich langsam und leise in unser Inneres vor. Noch nicht einmal, wenn die ersten psychischen oder körperlichen Beschwerden auftreten, wird manchen Betroffenen bewusst, wo die Ursache liegen könnte. Denn zu diesem Zeitpunkt ist das Selbstwertgefühl und das Selbstwirksamkeitserleben meist schon so brüchig geworden, dass Schutzfaktoren – sich beispielsweise soziale Unterstützung zu holen – zu spät eingesetzt werden, um die mentale Gesundheit stabil zu halten. So schwindet die Widerstandskraft zunehmend, ohne dass Betroffene überhaupt davon Notiz nehmen. Oft ist es dann schon zu spät, sich ohne Hilfe und Unterstützung aus dem Sumpf herauszukämpfen.

Lass mich nun noch einmal unsere erste Frage nach dem „Warum gerade ich?“ zusammenfassend beantworten. Die Forschung zeigt, dass es bestimmte Risikofaktoren zu geben scheint, die besonders verletzlich für Traumatisierungen machen. Dazu zählen ein gering ausgeprägtes Selbstwirksamkeitserleben und fehlende Unterstützung durch andere. Insbesondere jene Faktoren, die während oder nach belastender Erfahrungen Einfluss nehmen, können in besonderem Ausmaß den Verarbeitungsprozess stören. Wenn beispielsweise eine unterstützende Umgebung fehlt, trägt dies mehr zu späteren Folgeerkrankungen bei als das Geschlecht, frühere kritische Lebensereignisse oder Persönlichkeitsfaktoren wie eine große Furcht vor den eigenen Angstsymptomen. Die Vermeidung von sozialen Kontakten aus Scham- oder Schuldgefühlen führt dann dazu, dass sich das Selbstbild negativ verändert und dass die Widerstandskraft durch fehlende Unterstützung schwindet.[44]

Deshalb möchte ich dir noch einmal ganz deutlich sagen: Du trägst keine Schuld daran, wenn du an psychischen Beschwerden leidest! Denn: **Je mehr Risikofaktoren zusammenkommen, desto eher sind Menschen in ihren Bewältigungsmöglichkeiten überfordert.** Ganz gleich, welche Faktoren du bei dir erkennst, du trägst keine Schuld daran. Auch dann nicht, wenn eine andere Person etwas Ähnliches wie du erlebt zu haben und dennoch gesund zu sein scheint. Was du von außen siehst, ist nur ein Teil dessen, was sich tatsächlich in einem Menschen abspielt. Du tust dir also etwas Gutes, wenn du versuchst, dich nicht mit anderen zu vergleichen.

Vergleiche und Bewertungen sind zwar nicht grundsätzlich schlecht. Wenn sie aber dazu führen, dass ein schon angeschlagenes Selbstwertgefühl noch mehr in sich zusammenfällt, sind sie zumindest nicht hilfreich. Menschen sind nicht „schuld“ daran, dass sie psychisch krank werden.

MACH DIR KEINE VORWÜRFE

Du brauchst dir keine Vorwürfe zu machen, wenn du dein Empfinden zum jetzigen Zeitpunkt nicht verändern kannst. Vielleicht ist es dir dennoch möglich, die Verantwortung dafür zu übernehmen, nach einem Weg zu suchen, wie es dir in Zukunft wieder besser gehen kann. Das kann dir nämlich leider niemand abnehmen, auch wenn dieser Fakt ungerecht wirken mag. Psychotherapie ist eine Möglichkeit, dich dabei professionell unterstützen zu lassen. Auch die Übungen in diesem Buch geben dir einige Ideen an die Hand, wie du auf Spurensuche gehen und welche Schritte du unternehmen kannst, um dich Stück für Stück wieder wohler in deiner Haut zu fühlen.

Belastende Lebensphasen

Wann beginnt ein Mensch, psychische Symptome zu entwickeln? Oft zehren nicht allein Mikroverletzungen an unseren Kräften, sondern wir erleben als Erwachsene in weiteren Lebensbereichen zusätzliche Herausforderungen, die unsere psychische Gesundheit angreifen können.

Dieses Jahr bin ich 44 Jahre alt geworden. Meine zwei Kinder sind erwachsen, mein Sohn schon ausgezogen. Und so kann ich mich beinahe voll und ganz meiner Arbeit, meiner Partnerschaft und meinen Freizeitaktivitäten widmen. Mein Leben fühlt sich gesettelt und selbstbestimmt an. Mit 21 Jahren, als ich überraschend Mutter wurde, empfand ich das noch vollkommen anders.

Damals stand ich kurz vor dem Vordiplom im Psychologiestudium. Mit 21 Jahren ins Muttersein hineinzuwachsen, einen Haushalt zu führen, den Partner nicht nur in der Liebesbeziehung, sondern auch als Elternteil zu begreifen und gleichzeitig ein Studium zu meistern, war ziemlich herausfordernd – tatsächlich belastete mich damals die neue Fülle an Aufgaben und Rollen im Leben so sehr, dass ich eine Depression entwickelte. Ohne die Unterstützung meines Partners, meiner Familie und Freunde wäre ich aus dieser Erkrankung wohl nicht so schnell herausgekommen.

Vielleicht befindest du dich gerade in diesem Lebensabschnitt, in der sich eine Vielzahl an Aufgaben und Rollen anhäufen, in die du erst hineinwachsen musst, oder du kannst dich noch gut daran erinnern. Immer wieder im Leben gibt es Phasen, in denen wir besonders verletzlich sind für psychische Erkrankungen. Diese Phasen zeichnen sich meist durch vielfältige Veränderungen und besondere Entwicklungsaufgaben aus, die unsere Bewältigungsmöglichkeiten überlasten können. Denn sie verlangen manchmal eine große Portion Anpassungsfähigkeit von uns.

Life Events

In der Psychologie sprechen wir dann unter anderem von sogenannten „Life Events" oder kritischen Lebensereignissen. Je nach Ausprägung individueller Risiko- und Schutzfaktoren können diese Erfahrungen zu einer psychischen Belastung werden. Life Events grenzen sich durch die fehlende Bedrohung des eigenen Lebens von Traumata ab. Manchmal sind es einzelne Ereignisse wie beispielsweise der Verlust eines geliebten Menschen, die die Bewältigungsmöglichkeiten überfordern, besonders dann, wenn diese als einschneidend erlebt werden, der Umgang mit Trauer erschwert ist und uns die Anpassung an die entstandenen Veränderungen schwerfällt.

Dabei können sowohl positive als auch negative Lebensereignisse Stress auslösen. So kann die freudige Geburt eines Kindes auch zu stressauslösenden Veränderungen im Leben der Eltern führen. Dasselbe Ereignis kann bei jedem Menschen ein unterschiedliches Ausmaß an Stress auslösen. Denn jeder Mensch verfügt über individuelle Bewältigungsmöglichkeiten, unterschiedlich ausgeprägte Stressreaktionen, individuelle Verletzlichkeiten für verschiedene potenziell stressauslösende Faktoren und unterschiedliche Ressourcen an sozialer Unterstützung. Lebensphasen mit wiederholten stressauslösenden Erfahrungen stehen in besonders engem Verhältnis zum Auftreten psychischer Störungen.

Entsprechend unserer Entwicklung gibt es in unserem Leben Phasen, in denen sich besonders viel verändern kann, wir also gehäuft kritische Erfahrungen machen können. Das betrifft bereits unsere Kindheit, in der Geschwisterkinder geboren werden, wir in Kindergarten und Schule eintreten und erste Erfahrungen mit Gleichaltrigen machen. Da wir in unserer Persönlichkeitsstruktur und unseren Bewältigungsmöglichkeiten noch in der Entwicklung stecken, sind wir in dieser Zeit besonders auf Unterstützung durch Bezugspersonen angewiesen, die uns dabei verständnisvoll begleiten. Wir brauchen Bindung, Sicherheit und Verlässlichkeit.

In der Pubertät verändert sich nicht nur der Körper, sondern auch das Fühlen. Besonders deutlich nehmen das junge Frauen wahr, bei denen sich in dieser Lebensphase die Menstruation entwickelt. Die Umstellung der weiblichen Hormone kann zu schwankender Stimmung und Impulsdurchbrüchen führen.

Aber auch junge Männer erleben durch einen ansteigenden Testosteronspiegel in der Pubertät vermehrt Impulsdurchbrüche, wie das Max-Planck-Institut bestätigt.[45] Mittlerweile nehmen die Zahlen an psychischen Störungen bei heranwachsenden Jungen zu[46], sodass der Geschlechtsunterschied abnimmt. Soziale Rollenbilder, gesellschaftliche Erwartungen, soziale Medien und die Pandemie haben sicherlich einen großen Anteil an dieser Entwicklung.

Durch die wachsenden Freiräume und den Übergang in immer mehr Eigenverantwortlichkeit entsteht Raum für neue Erfahrungen. Diese Zeit des Lernens kann zwar reizvoll, aber auch herausfordernd sein.

Sicher erinnerst du dich noch an den ersten Liebeskummer oder das erste Auseinanderbrechen wichtiger Freundschaften. Zieht man dann in die Welt hinaus und steht das erste Mal im Leben auf eigenen Beinen, wird diese Phase der „wilden Jahre" von vielen Menschen als beglückend erlebt, voller Abenteuer und Leichtigkeit.

Wenn dann Partnerschaften fester werden, eine Heirat oder Familiengründung anstehen, beginnt eine weitere Lebensphase mit neuen Herausforderungen. In den ersten Jahren der Elternschaft sinkt die Lebensqualität häufig, bis die Kinder schließlich ein bestimmtes Alter erreicht haben. Bei Frauen stellen des Weiteren die Wechseljahre eine herausfordernde Zeit dar. Die Veränderung der hormonellen Lage kann vielfältige Beschwerden verursachen, die nicht selten bereits in der Perimenopause, also den Jahren vor dem Ausbleiben der Periode beginnen. Häufig erfahren Frauen in diesen Jahren wenig Verständnis und Unterstützung. Alleingelassen mit körperlichen und psychischen Beschwerden sind sie besonders verletzlich für die Entwicklung von psychischen Störungen, die unter anderem auch hormonell bedingt sein können.

Obwohl es keinen empirischen Beweis für die Midlife-Crisis beim Mann gibt, kennen sicherlich einige Männer mittleren Alters dennoch die kritische Auseinandersetzung mit der schwindenden Jugend oder die Schwierigkeiten, sich nach dem Erreichen der wichtigsten Ziele im Leben neu orientieren zu müssen. Begleitend kann es auch bei Männern belastende Gefühle und Gedanken geben, die die Lebensqualität zeitweilig deutlich einschränken können.

Werden wir älter, werden wir mit immer häufigeren Verlusten von Freunden und Familienangehörigen konfrontiert, erkranken möglicherweise selbst schwer oder erleben wachsende körperliche Einschränkungen, gehen in Rente und müssen unser Leben mit neuen Aktivitäten füllen. Die Endlichkeit unseres Lebens wird uns immer bewusster. Auch das können herausfordernde Jahre sein.

Herausforderungen unserer Gesellschaft

Schon lange wissen wir, dass die Gesundheit des Menschen von unterschiedlichen Faktoren abhängt. Dazu zählen äußere Lebensumstände wie die Arbeitssituation, Bildung, Verkehr und Umweltbelastungen, Einkommen, Unterkunft, ein stabiles Wirtschaftssystem, soziale Sicherheit und Gerechtigkeit, nachhaltige Nutzung von Ressourcen, die Achtung der Menschenrechte und Chancengleichheit. So beschrieb es bereits die Ottawa Charta der WHO im Jahre 1986.[47]

Diese Faktoren haben nicht nur Einfluss auf unsere körperliche, sondern auch auf unsere mentale Gesundheit. Sie beeinflussen mit, wie wohl wir uns fühlen und inwieweit wir auch geistig gesund bleiben können. Indirekt trägt beispielweise der Bildungsstand zur Entscheidung bei, welche Berufe wir ergreifen, welches Einkommen wir dadurch erzielen und wie frei oder eingeschränkt wir damit unser Leben gestalten können. Ferner macht es einen großen Unterschied, in welcher Gegend wir leben, beispielsweise in einer Großstadt oder in einem Dorf. All das beeinflusst, wie sicher und geborgen wir uns an diesem Ort fühlen, ob wir uns gesehen oder eher anonym und vielleicht sogar einsam fühlen.

All diese Faktoren werden zu einem großen Teil von unserer Gesellschaft mitbestimmt. Die Werte unserer christlich geprägten Kultur wie Nächstenliebe, Mitgefühl und Teilen sind bei uns von besonderer Bedeutung, dazu kommen „typisch deutsche“ Werte wie Betriebsamkeit, Pünktlichkeit und Verlässlichkeit: Noch immer geben wir der Arbeit und einem hohen Leistungsanspruch eine wichtige Bedeutung in unserem Leben.

Doch eine jüngere Generation drängt nun nach vorne und regt uns dazu an, unsere Werte und Normen zu überdenken, zu ergänzen oder gar umzugestalten. Gleichberechtigung, Klimaschutz, Nachhaltigkeit, persönliche Freiheit und Individualität gewinnen an Wertigkeit.

Ebenso beeinflussen zugezogene Menschen mit unterschiedlichsten kulturellen und religiösen Hintergründen unser Miteinander. Keine leichte Aufgabe, all die verschiedenen Strömungen so zu nutzen, dass wir uns in einem mitfühlenden, verständnisvollen und kooperationsbereiten Miteinander austauschen, um schließlich gemeinsam neue Werte und Normen zu erarbeiten, mit denen wir uns alle in großen Teilen identifizieren können und die zu einer gesundheitsförderlichen Umgebung beitragen.

Wir sprechen hier über einen äußerst komplexen Prozess, der nie stillsteht und immer wieder durch einschneidende Veränderungen beeinflusst wurde: in den letzten Jahrzehnten beispielsweise durch zunehmende Migration, wachsende soziale Ungleichheit, Digitalisierung, Naturkatastrophen und Klimaveränderung, Kriege und die Corona-Pandemie. Nicht verwunderlich also, wenn vielleicht auch du den Eindruck hast, dass sich vieles in deinem Leben verändert hat. Vielleicht erlebst du bei der Arbeit eine andere Atmosphäre als früher oder machst die Erfahrung, dass sich Einstellungen und Meinungen deiner Freunde und Freundinnen immer mehr von deinen eigenen unterscheiden. Möglicherweise nimmst du mehr Druck wahr, wie du dich in bestimmten Situationen verhalten möchtest oder du hast mehr (oder weniger) finanzielle Sorgen als früher.

Umbrüche wie diese können uns unsicher fühlen lassen. All das, auf was wir uns lange Zeit verlassen konnten, was wir gelernt und gelebt haben, scheint plötzlich nicht mehr sicher zu sein. Als wären sämtliche Leitplanken abgebaut und neue Straßenabschnitte hinzugefügt worden, deren Verlauf wir noch nicht kennen. Diese Unsicherheit kann auch dazu führen, dass wir verärgert reagieren. In manchen Bereichen wollen wir vielleicht beschützen, was wir für richtig und wichtig halten, und beginnen, uns gegen Veränderungen zu wehren, während wir in anderen Bereichen froh darüber sind, dass sich endlich etwas weiterentwickelt.

Veränderungen fordern viel von uns. Eine Neuorientierung ist nie leicht. Aus diesem Grund schauen wir uns in den nächsten Kapiteln genauer an, ob und wie sich diese Veränderungen auf unsere mentale Gesundheit auswirken und Mikrotraumata befördern können.

Arbeitswelt

Die Arbeitswelt hat sich schon immer verändert. Im 18. Jahrhundert durch die Dampfmaschine, im 19. Jahrhundert durch die Fließbandtechnik, und im 20. durch den Aufbau des Sozialstaats. Aktuell wird unsere Arbeitswelt erneut auf den Kopf gestellt durch die zunehmende Globalisierung und Digitalisierung, aber auch durch die neuen Impulse der Generation Z.

Die Arbeitsbedingungen, die wir heute vorfinden, führen weniger zu körperlichen Gesundheitsschäden, als das früher der Fall war. An deren Stelle sind nun jedoch psychische Belastungen getreten, die zu Arbeitsunfähigkeit und Erkrankungen führen. Die Merkmale einer beruflichen Tätigkeit, die besonders im Zusammenhang mit psychischen Erkrankungen stehen, sind folgende:

- wenn bei der Erledigung von Arbeitsaufträgen ein zu geringer Handlungs- und Entscheidungsspielraum besteht
- wenn Produkte oder Aufgaben nicht zur Gänze von einer Person gefertigt werden, sondern nur in Teilen
- wenn ein zu großer Umfang an Tätigkeiten erfüllt werden soll
- wenn Menschen beispielsweise in Dienstleistungsberufen stets freundlich bleiben müssen und ihren Ärger nicht zeigen dürfen oder die Gefühle ihrer Mitarbeiter, Kollegen, Kunden oder zu betreuenden Personen mitregulieren müssen
- wenn Arbeitsunfälle oder anderweitige Belastungen hinzukommen und wenn es während der Arbeitszeit zu häufigen Störungen und Unterbrechungen kommt

Je mehr dieser belastenden Bedingungen auf einen Arbeitsplatz zutreffen, desto größer ist das Risiko für die mentale Gesundheit.[48] Wir könnten also annehmen, dass eine positive Entwicklung im Gange ist, wenn wir die Verbesserungen im Bereich des Tätigkeitsspielraumes sehen, die in den letzten Jahren erreicht wurden.

Heute ist es möglich, sich stetig weiter- und fortzubilden, in unterschiedlichsten Teilzeitmodellen in der Firma oder von zu Hause aus zu arbeiten und mit Vorgesetzten per Du zu sein. Das verbessert die Chancen auf ein selbstbestimmtes Leben erheblich. Was früher noch geregelt war, kann heute in größerem Ausmaß selbstverantwortlich gehandhabt werden. Die Arbeitszeit kann beispielsweise im Homeoffice teilweise selbst eingeteilt und mitbestimmt werden. Virtuelle Treffen ermöglichen es, sich mit Kollegen und Kolleginnen am anderen Ende von Deutschland oder gar der Welt aus den Büroräumen oder dem Wohnzimmer heraus auszutauschen. Ohne anstrengende Anreise kann die Arbeit im Team und in Projekten stattfinden. Wie die Arbeit erledigt wird, können Arbeitnehmer und Arbeitnehmerinnen zunehmend selbst entscheiden. Die wachsende Eigenverantwortung kann dabei die Bedürfnisse nach Freiheit und Selbstbestimmung befriedigen.

Sie kann jedoch auch überfordern, wenn Menschen lieber in einer vorgegebenen Struktur arbeiten. Diese Menschen können sich verunsichert fühlen, sobald weniger Anweisungen und Rückmeldungen durch Vorgesetzte oder Kollegen einen Rahmen bieten. In Zeiten der Pandemie dürften viele Arbeitnehmer bemerkt haben, wie schwer es sein kann, sich plötzlich im Homeoffice selbst zu motivieren und zu strukturieren. Für Menschen, denen das eher schwerfällt – und das ist vollkommen in Ordnung – oder die sich gerne mit anderen austauschen, ist die Arbeit vor Ort deutlich angenehmer. Es hängt also auch ganz von den individuellen Bedürfnissen ab, wie positiv große Spielräume erlebt werden oder ob sie eher zu mehr Druck und Stresserleben führen.

Die Arbeitsintensität, also die Fülle an Aufgaben, hat in einigen Berufszweigen deutlich zugenommen. Der bestehende Fachkräftemangel ist ein Grund dafür, aber auch der Umstand, dass durch Personaleinsparungen der Gewinn erhöht wird. Mitarbeiter und Mitarbeiterinnen mit alten Arbeitsverträgen werden gekündigt, manche Arbeitnehmer stehen lange Phasen des Mobbings durch, werden dadurch zur Kündigung und damit zum Verzicht auf hohe Abfindungen gedrängt. Wenn Stellen eingespart werden, werden die verbleibenden Tätigkeiten nicht selten an die übrigen Angestellten verteilt, die unter der Last der Mehrarbeit immer mehr ausbrennen.

Auch Vorgesetzte erleben zunehmend mehr Stress. Schließlich sind sie es, die die Wünsche und Ziele der Firmenleitung erreichen sollen und dabei mit den stressbedingten Auswirkungen der überlasteten Mitarbeiter und Mitarbeiterinnen umgehen müssen.

Ein weiterer stressauslösender Faktor sind Großraumbüros, in denen es zu häufigen Arbeitsunterbrechungen durch Telefonate, Gespräche und andere störende Geräusche kommt. Es verlangt unserem Gehirn einiges an Energie ab, ständige Hintergrundgeräusche auszufiltern, damit wir uns weiter auf das konzentrieren können, was wir gerade tun. Manchmal gelingt es auch gar nicht und wir hören unfreiwillig mit, was unsere Kollegin gerade am Telefon sagt. Einige Menschen fühlen sich durch die Anwesenheit ihrer Kollegen in unmittelbarer Hörweite verunsichert, vor allem, wenn sie hohe Ansprüche an ihre Arbeit stellen und darauf achten, möglichst nichts falsch zu machen.

Auf der anderen Seite hat es auch Vorteile, wenn Menschen zusammen in einem großen Raum dieselben Ziele verfolgen. Wir bekommen mit, wenn sich etwas Neues ergibt, was unsere Arbeit betrifft, und können auf kurzen Wegen Fragen klären oder Ideen besprechen. Je nachdem, über welche Ressourcen ein Mensch verfügt, kann er die Vorteile einer solchen Arbeitsumgebung für sich nutzen, ohne allzu sehr unter den Nachteilen zu leiden. Wenn die Ressourcen jedoch nicht mehr ausreichen, um die stressauslösende Reizüberflutung zu kompensieren, kann der Stress zu groß werden. Unter solchen Arbeitsbedingungen ist es nur schwer vorstellbar, gesund, leistungsfähig und motiviert bleiben zu können, eine gesundheitsförderliche Arbeitsatmosphäre kann kaum entstehen, eher können zwischenmenschliche Konflikte, Spannungen oder gar Mobbing gedeihen.

Ein weiterer Umschwung betrifft die Rolle, die die Arbeit in unserem Leben übernehmen soll. Zunehmend wünschen sich Arbeitnehmer und Vorgesetzte, dass sie in ihrer Arbeit auch sich selbst als Person und Mensch mit ihren ganz individuellen Vorstellungen und Wünschen verwirklichen können. Schon längst geht es nicht mehr nur darum, die eigene Existenz abzusichern, sondern sie soll nun auch Ausdruck unserer Individualität, Identität und eines selbst gewählten Sinns sein. Die Ansprüche an die berufliche Tätigkeit steigen. Sich persönlich mit seiner Arbeit zu identifizieren und ihr einen Sinn zuzusprechen, kann dadurch deutlich schwieriger werden.

Wird dieser hohe Anspruch, dass ein Arbeitsplatz genau mit den eigenen Werten und Zielen übereinstimmt, nicht erfüllt, können wir uns unglücklich, orientierungslos, frustriert und gestresst fühlen. Die jüngste Generation, die nun auf dem Weg in die Beschäftigung ist, wünscht sich dagegen mehr Freiraum für Freizeit und Erholung. Die Diskussionen um die Machbarkeit einer Vier-Tage-Woche könnte auf einen neuerlichen Umschwung hinweisen, der die Arbeit als identitätsstiftenden Wert wieder ein klein wenig aufweicht.

Was sich also zunächst wie eine wunderbare Weiterentwicklung zu mehr Selbstverwirklichung, Freiheit und Gewinnmaximierung liest, hat auch Kehrseiten. Zwar nehmen körperliche Belastungen durch Lärm, Hitze oder schwere körperliche Arbeit als Ursache für Erkrankungen immer mehr ab, werden jedoch zunehmend durch psychische Belastungen ersetzt.

In einer Online-Befragung der pronova BKK[49] von 2022 gaben mehr als 40 % der über 1200 Teilnehmer an, sich im Beruf eher oder sogar stark gestresst zu fühlen. 25 % der Befragten schätzen ihr Burn-out-Risiko als hoch ein. Dabei geben 26 % an, sich am Arbeitsplatz emotional belastet zu fühlen. Nur vier von zehn Arbeitnehmern und Arbeitnehmerinnen sind frei von Beschwerden. Die häufigsten Gründe für Belastungen waren in absteigender Reihenfolge: Überstunden, ständiger Termindruck, emotionaler Stress im Umgang mit Kunden, Kollegen sowie geringe Wertschätzung und fehlende oder zu kurze Pausen. 23 % der Befragten litten unter einer schlechten Arbeitsatmosphäre und hohem Erfolgsdruck. 13 % gaben an, sich durch Mobbing am Arbeitsplatz belastet zu fühlen.

Obwohl nicht alle Menschen gleich auf bestehende Arbeitsbedingungen reagieren, zeigt sich immer wieder, dass eine Anhäufung potenziell stressauslösender Faktoren bei fehlendem Ausgleich insgesamt zu einem höheren Risiko dafür führt, zunehmend auszubrennen. In diesem Burn-out-Prozess können sich zwei gesundheitsgefährdende Situationen ergeben: zunehmende Erschöpfung und gereizte Stimmung durch Dauerstress.

Menschen fühlen sich unter Dauerstress mit der Zeit erschöpft. Sie fühlen sich ausgepowert, haben zu wenig Kraft, um sich nach der Arbeit noch zu bewegen oder sich mit Familie oder Freunden zu treffen. Sie fühlen sich immer seltener entspannt, voller Energie und Tatendrang, haben weniger Freude bei Freizeitaktivitäten und können diese auch immer weniger genießen. Das Verhältnis zwischen energieraubender Arbeit und entspannenden, stärkenden oder genussvollen Momenten gerät ins Ungleichgewicht. Die wachsende Anspannung kann schließlich nicht mehr ausgeglichen werden.

Wenn hohe innere Anforderungen an die eigene Leistung hinzukommen, die die individuellen Grenzen überschreiten, leidet die psychische Gesundheit darunter. Sich die Arbeitszeit selbst einzuteilen und

Familienzeit und Arbeit im Homeoffice unter einen Hut zu bringen, kann einerseits entlasten, andererseits aber auch enorm herausfordern. Nicht selten plagen uns Schuldgefühle, wenn wir weinende Kinder entweder für die Zeit eines Meetings vertrösten müssen oder sie uns auf den Schoß in Kamerasicht setzen und dabei befürchten, vor den Kollegen nicht mehr professionell oder engagiert zu wirken. Ebenso kann es überlasten, sich das Ziel des „Selfmade-Millionärs" zu setzen, welches uns in den sozialen Medien so häufig in Hochglanz vor Augen geführt wird. Es wird uns glauben gemacht: Jeder kann es heute schaffen, in der Selbstständigkeit Millionen zu verdienen und darüber Anerkennung und Status zu gewinnen.

Wusstest du, dass vollzeitbeschäftige Arbeitnehmer rund fünf Stunden pro Woche länger arbeiten als vertraglich vereinbart? 22 % der Beschäftigten geben an, dass der Arbeitgeber erwarte, dass sie auch im Privatleben ständig erreichbar sind.[50] 22 % der Arbeitnehmer und Arbeitnehmerinnen leisten regelmäßig Überstunden. Vor allem im Finanz- und Versicherungsbereich, aber auch im Energieversorgungsbereich leistet etwa jeder Fünfte 15 Stunden und mehr Mehrarbeit pro Woche. Seit 1991 ist die durchschnittliche Arbeitszeit von Vollzeiterwerbstätigen mit 41,4 Stunden pro Woche bis 2021 stabil geblieben.[51] Die Anzahl an Solo-Selbstständigen und Teilzeitbeschäftigten hat sich seit den 1990er-Jahren verdoppelt. Ebenso traten neue Arbeitsverhältnisse wie Leiharbeit, Befristungen und Minijobs hinzu, die 2015 etwa ein Drittel der Arbeitsplätze darstellten.[52]

Menschen in diesen Beschäftigungsverhältnissen sind weniger gut abgesichert, und es ist leicht vorstellbar, dass Zukunftssorgen und eine fehlende Perspektive für langfristige Beschäftigung viele der Betroffenen verunsichert, frustriert und belastet. Die DAK meldete, dass die Arbeitsunfähigkeitstage aufgrund von psychischen Erkrankungen von 1997 bis 2022 um 188 % auf 301 Tage pro 100 Versicherte und die Anzahl an Betroffenen um 205 % angestiegen sind.[53],[54] 2022 sind 15,1 % der Fehltage auf psychische Erkrankungen zurückzuführen, die Platz drei der Ursachen für Krankschreibungen belegen.

Als Hauptgrund wird der wachsende Personalmangel in vielen Arbeitsbereichen genannt. 45 % der Befragten gaben an, dass sie täglich mit der Situation konfrontiert seien, die Arbeit nicht mehr bewältigen zu können. Der Termin- und Leistungsdruck sei deutlich höher, es könnten weniger Pausen gemacht werden bei gleichzeitig mehr Überstunden. Der Krankenstand in diesen Bereichen lag bei 5,5 % der Beschäftigten.[55] Es wird mehr als deutlich: Durch anhaltend hohe Anforderungen und fehlende Regeneration drohen Beschäftigte mit der Zeit auszubrennen.

Menschen erleben durch dauerhaften Stress meist auch eine gereizte Stimmung. Sie neigen dazu, Erlebnisse pessimistischer und häufiger auch gegen sich gerichtet zu interpretieren. Konflikte und Streitigkeiten können die Folge sein. Angst, Neid, Konkurrenzdenken, Frustration und Ohnmacht begleiten das Leben immer häufiger – besonders dann, wenn der Eindruck besteht, dass der eigene Arbeitsplatz gefährdet sein könnte. Das hat auch Auswirkungen auf die Arbeitsatmosphäre: In diesen Konstellationen können Arbeitnehmer besonders häufig auf Demütigungen, Erniedrigungen, Häme, Blamage, Abwertungen, Beleidigungen, Schmähungen, Anschreien oder Dauerkontrolle durch Kollegen oder Vorgesetzte treffen.

Weltweit verbringen Arbeitnehmer durchschnittlich 2,1 Stunden pro Woche mit Konfliktgesprächen, in Deutschland sogar 3,3 Stunden. 56 % der von Konflikten Betroffenen erleben dadurch Stress, Ängste und depressive Symptome. Als Ursachen wurden der Reihe nach angegeben: Schwierigkeiten mit bestimmten Personen (49 %), Stress (34 %), hohe Arbeitslast/unzureichende Ressourcen (33 %), schlechte Führung durch die Firmenleitung (29 %) und fehlende

Ehrlichkeit und Offenheit (23 %). Mobbing gaben 13 % der Befragten als Ursache für Konflikte an.[56] Die Bedingungen in der Arbeitswelt scheinen sich auf eine Art und Weise zu verändern, die den Boden für mikrotraumatische Verhältnisse ebnet.

Mittlerweile gibt es aber auch Firmen, die auf soziale Werte setzen und in ihren Gebäuden Angebote zum Stressausgleich machen. Fitness-Räume, Billardtische und großräumige Kantinen laden dazu ein, sich in Pausen gemeinsam von dem Arbeitsstress zu erholen und sich in ausgelassener Runde zeitweilig zu entspannen oder aufzutanken. Möglicherweise können wir darauf hoffen, dass noch weitere Entwicklungen in diese Richtung folgen werden.

Familie

Auch in Familiensystemen ist einiges im Umbruch. Rollenbilder verändern sich, und wo früher eine Großfamilie zur Verfügung stand, sind heute vielerorts Ganztagskitas und Ganztagsschulen für die Kinderbetreuung zuständig. Laut Familienreport der Bundesregierung[57] waren 2018 69 % der Mütter minderjähriger Kinder erwerbstätig, 2006 waren es noch 60 %. Dabei gehen die meisten Frauen einer Teilzeitbeschäftigung mit mehr als 26 Arbeitsstunden pro Woche nach und kümmern sich nach der Arbeit um Kinder und Haushalt. In 13 % der Familien arbeiten beide Partner in Vollzeit.

43 % der Gesamtbevölkerung Deutschlands und 53 % der Mütter finden, dass eine Mutter heutzutage berufstätig sein sollte, in der Generation davor waren es dagegen nur 13 %. Gleichzeitig erwarten heute mehr als zwei Drittel, dass Väter sich um ihre Kinder kümmern, sich im Familienalltag engagieren und ihre Partnerin unterstützen. Jeder zweite Vater würde sogar gerne die Hälfte der Kinderbetreuung übernehmen, doch nur jeder sechste Vater tut dies bereits.

So wunderbar diese Veränderungen für die Selbstbestimmung und die Freiheit sind, so sehr fordern sie auch ihren Tribut. Es kann belastend sein, sich sowohl der Arbeit als auch gleichermaßen der Familie und dem Haushalt zu widmen. In jedem Bereich warten besondere Herausforderungen darauf, bewältigt zu werden, und bieten Konfliktpotenzial für Eltern, all diesen Veränderungen gerecht zu werden. Es müssen Entscheidungen getroffen, neue Betreuungsmöglichkeiten gesucht, individuelle Wünsche und Bedürfnisse in Bezug auf Karriere und Familienleben abgestimmt und dabei noch auf ein partnerschaftliches Miteinander geachtet werden.

Wer darf Vollzeit arbeiten? Wer übernimmt die meiste Arbeit in Familie und Haushalt? Wer darf sich auf welche Weise beruflich verwirklichen? Wer bestimmt, ob die Familie für ein besonders gutes Jobangebot umzieht? Kann sich die Familie leisten, dass ein Elternteil oder beide einige Zeit zu Hause bleiben? Bedenken wir zusätzlich, dass die psychischen Belastungen im Beruf in den letzten Jahrzehnten stetig angestiegen sind, können wir uns vorstellen, wie erschöpft, frustriert, verunsichert oder wütend manche Eltern nach der Arbeit nach Hause kommen. Dort stehen vielleicht schon die Kinder in der Eingangstür und warten freudenstrahlend darauf, endlich wieder mit Papa oder Mama Fußball spielen zu können. Oder sie sind durch die Ganztagsbetreuung ebenfalls erschöpft, überfordert und belastet.

Du kannst dir lebhaft vorstellen oder weißt vielleicht selbst, wie schwierig es dabei ist, auch auf eigene Bedürfnisse zu achten und sich Auszeiten zu gönnen, um schließlich wieder aufgetankt das Familienleben mitzugestalten zu können. Auch das partnerschaftliche Zusammenleben kann sich durch die unterschiedlichsten Gefühle und vielfältigen Belastungen verändern. Oft begleiten Streitigkeiten, Meinungsverschiedenheiten, Enttäuschungen und Frustrationen Paare in Zeiten, in denen zumindest ein Partner unter hohem Druck steht.

Laut der TK Stressstudie 2021[58] nimmt der Stress in Deutschland weiter zu. Mehr als ein Viertel der Deutschen ist häufig gestresst. 2013 war es noch jede fünfte Person. Frauen sind gestresster als Männer. Beinahe jede dritte Frau fühlt sich extrem gestresst, bei Männern nur jeder fünfte. Die häufigsten Ursachen sind die Arbeit, hohe Ansprüche an sich selbst und Erkrankungen von nahestehenden Personen. Aber auch Konflikte im Privatleben, ständige Erreichbarkeit, Freizeitstress, Stress im Verkehr, Stress im Haushalt, Stress bei der Kinderbetreuung, finanzielle Sorgen und die Betreuung pflegebedürftiger Angehöriger verursachen laut der Studie: Stress. Dabei stellen Frauen insgesamt höhere Ansprüche an sich selbst als Männer und erleben mehr Konflikte und mehr Belastungen bei der Kinderbetreuung. Diese Entwicklung hat Auswirkungen auf das Familienleben.

Laut Bundeskriminalamt[59] wurden 2022 im Vergleich zum Vorjahr 9,1 % mehr Menschen Opfer von Partnerschaftsgewalt und häuslicher Gewalt. 80 % der Opfer waren Frauen. Psychische Gewalt konnte in der Überblicksarbeit nicht erfasst werden. Bis 2025 wird eine Forschungsarbeit herausarbeiten, wie hoch die Dunkelziffer sein könnte. Der Weiße Ring, eine Hilfsorganisation für Kriminalitätsopfer und ihre Familien, schätzt diese auf bis zu 80 % ein. Was wir in jedem Fall aus diesen Zahlen schließen können, ist die Tatsache, dass wir im Familienleben Entlastung und Unterstützung brauchen.

Das bestätigt sich auch in der Familienstudie der AOK 2022[60]. Sie zeigt auf, dass sich der Gesundheitszustand der Eltern im Vergleich zu 2018 um 12 % verschlechtert hat. Nur noch 64 % der befragten Eltern schätzen ihren Gesundheitszustand selbst als „gut“ und „sehr gut“ ein. Die Belastungsfaktoren der Eltern sind gestiegen. Die psychischen Belastungen sind dabei um 7 Prozentpunkte auf 34 % gestiegen. Ebenso ist das seelische Wohlbefinden bei knapp einem Drittel der Kinder beeinträchtigt. Wichtige Schutzfaktoren wie beispielsweise gemeinsame Rituale haben deutlich abgenommen. Dadurch sinken die Widerstandskräfte der Familien.

Dazu müssen wir bedenken, dass die Corona-Pandemie besonders für Familien herausfordernd war. Eltern und Kinder haben unter der Last der Lockdowns gelitten. Das Statistische Bundesamt in Deutschland meldete 2022[61], dass mehr als 17.000 Kinder und Jugendliche aufgrund von Überforderung mindestens eines Elternteils in Obhut genommen werden mussten.

Weitere Belastungen innerhalb der Partnerschaft und des Familienlebens kann durch das Hin- und Hergerissensein zwischen den inneren Ansprüchen entstehen. Vor allem Mütter erleben diesen inneren Konflikt häufig als zermürbend und aufreibend und nicht nur deshalb, weil Frauen noch immer die meiste Care-Arbeit verrichten, also für den Haushalt, die Kinder, Kranke und zu pflegende Personen zuständig sind.

Viele Mütter erleben die Rückkehr in den Beruf nach der Geburt der Kinder als bereichernd und als ein Stück Freiraum, in dem sie „Erwachsenendinge" tun können und etwas, worin sie sich absolut sicher fühlen. In Gesprächen mit Kolleginnen können sie sich nach einer ersten Auszeit endlich wieder als die Person fühlen, die sie früher waren. Sie kommen in Kontakt mit ihren positiven Eigenschaften, Fähigkeiten, Wünschen und Bedürfnissen und erhalten gleichzeitig Bestätigung, Wertschätzung und Anerkennung für das, was sie tun.

Gerade nach der ersten Geburt fühlen sich Mütter oft verunsichert und machen sich Sorgen darüber, ob sie wohl eine „gute" Mutter sind und ihre Kinder mit allem versorgen können, was notwendig ist, ob sie deren Bedürfnisse richtig erkennen und sie vor möglichen Verletzungen aller Art beschützen können – eine aufreibende Zeit, die nicht selten mit einem Verlust an Selbstwertgefühl und Selbstvertrauen einhergeht. Durch eine berufliche Tätigkeit können diese Empfindungen wieder wachsen.

Gleichzeitig fühlen sich Mütter oft schuldig, dass sie ihren Beruf als befreiend und stärkend empfinden und nicht viel mehr in der Mutterrolle aufgehen und damit vollkommen zufrieden sind. Obwohl diese Vorstellung einem veralteten Rollenbild entspricht, kann ich aus meiner beruflichen Erfahrung mit jungen Müttern sagen, dass diese Unsicherheiten leider noch immer gegenwärtig sind.

Frauen und Männer, die zu Hause bleiben, um ihre Kinder zu betreuen, haben dagegen manchmal damit zu kämpfen, dass sie sich für ihren Einsatz nicht genügend wertgeschätzt fühlen. Care-Arbeit hat leider nicht denselben Stellenwert in unserer Gesellschaft wie berufliche Tätigkeiten. Seit Jahrzehnten haben wir das alle verinnerlicht. Auch aus diesem Grund fällt es uns nicht leicht, uns selbst Anerkennung für diese Arbeit zukommen zu lassen. Im Gegenteil halten wir sie oft für selbstverständlich und schämen uns vielleicht sogar dafür, dass wir zunehmend unzufriedener mit dieser Lebenssituation werden.

Die Ansprüche an die Elternrolle sind nicht zuletzt durch die sozialen Medien weiter gestiegen. Unter dem Hashtag „Erziehung“ sammeln sich auf Instagram mehr als 214.000 Beiträge. Über 85.000 Postings berichten über das Muttersein, mehr als 16.000 über das Vatersein. Viele dieser Beiträge wollen Tipps vermitteln, wie wir als Mutter oder Vater unsere Kinder bestmöglich in ihrer Entwicklung unterstützen können, welche Fehler wir vermeiden sollten und welche Folgen diese haben könnten. Längst haben wir das Bild der „good enough mother“ ersetzt durch die Vorstellung der „perfect mother“. Vor allem junge Mütter setzen sich dadurch unter enormen Druck.

Wo Belastungen und Anforderungen an den Nerven zerren, entstehen Spannungen. Nicht nur in uns selbst, sondern nicht selten auch zwischen Partnern. Auch in Familien kann auf diese Weise ein Nährboden für Mikroverletzungen entstehen.

Perfektionismus

Was wir in der Arbeitswelt und in Familien erleben, ist ein Abbild dessen, was sich in unserer gesamten Lebenswelt immer mehr ausbreitet: ein Streben nach Perfektion und Selbstoptimierung. Nicht nur sollen wir perfekte Leistung bei der Arbeit erbringen, wir sollen auch perfekte Mütter und Väter sein und dazu ein bestimmtes Körperbild erfüllen. Wir sollen uns als Mensch möglichst gut kennen, unsere Wünsche und Bedürfnisse ergründen und diese dann möglichst gut verwirklichen. Wir sollen uns selbst liebhaben und uns auch mit unseren Schwächen annehmen. Außerdem sollen wir darauf achten, dass wir uns in Beziehungen aller Art nicht „toxisch" verhalten. Nebenbei wäre es außerdem wichtig, nachhaltig zu leben und auf eine Sprache zu achten, die niemanden ausschließt. Spürst du den Druck?

In den sozialen Netzwerken sehen wir täglich Beiträge über gesunde und kalorienarme Frühstücksmüslis, Übungen zum Muskelaufbau, Do's and Dont's in Beziehungen, Anleitungen für den Bau eines Familienbetts, Empfehlungen für den Umgang mit Kindern, die gerade ihren eigenen Willen entdecken, und Affirmationen für eine gelungene Selbstliebe. Bei all diesen Beiträgen wird deutlich, wie viel wir von uns selbst und im Umkehrschluss auch von anderen erwarten. Sie tragen dazu bei, dass wir uns vergleichen und uns fragen: Wo bin ich noch nicht perfekt? Woran sollte ich noch arbeiten?

Vielleicht ist es dir aufgefallen: In diesem Streben nach Perfektion steckt ein unlösbarer Konflikt. Einerseits sollen wir jede Schwäche mit einem Höchstmaß an starkem Willen und Disziplin ausmerzen. Andererseits sollen wir eigene Schwächen akzeptieren, um uns selbst annehmen und lieben zu können. Und auch das bitte in Perfektion! Was denn nun? Vielleicht kennst du dieses innerliche Schwanken. Einerseits wünschst du dir vielleicht definierte Muskeln, andererseits würdest du dir wünschen, du könntest deinen Körper so annehmen, wie er ist, ohne ständig etwas für Veränderung tun zu müssen.

In einem solchen Teufelskreis können wir nicht gewinnen. Je mehr wir nach Perfektion streben, desto eher werden wir unsere Grenzen nicht akzeptieren, sie sogar übergehen und uns dadurch massiv überlasten, vielleicht sogar ablehnen. Wir werden uns unzufrieden und schuldig fühlen, uns schämen und an Selbstwertgefühl einbüßen. Ein gemindertes Selbstwertgefühl und ein Übermaß an unangenehmen Gefühlen können unsere mentale Gesundheit sehr belasten. Wenn wir also daran festhalten, etwas perfekt machen zu wollen und scheinbar scheitern, werden wir immer den Eindruck haben, weniger wertvoll zu sein als all die anderen Menschen, die uns in perfekter Ausleuchtung auf ihren Accounts entgegenlächeln.

Radikalisierung

Und noch etwas geschieht mit uns: Wir werden intolerant – gegenüber uns selbst und auch anderen gegenüber. Vielleicht denkst du jetzt: „Also, anderen gegenüber bin ich weit entspannter als mir selbst gegenüber." Das kann natürlich sein. Andererseits bin ich mir sicher, dass auch du dir schon einmal gedacht hast: „Also, was diese Mutter da mit ihrem kleinen Kind macht, das geht gar nicht!"

Das Abwerten anderer kann uns für einen kurzen Moment ein Gefühl von Aufwertung geben: „Ich mache das besser als du." Allerdings schafft dieser Vergleich auch eine innere Trennung von anderen, scheinbar „unperfekteren" Menschen. Wir fühlen uns nicht verbunden mit ihnen, sondern getrennt. Wir gewinnen den Eindruck, dass wir zu einer anderen Spezies von Menschen gehören, und spalten uns innerlich ab, auch von unseren eigenen Schwächen, die wir in diesen Momenten nicht mehr vor Augen haben. Weil wir genau das als erleichternd erleben, nehmen wir möglicherweise immer häufiger wahr, was andere Menschen scheinbar „falsch" machen oder wo sie womöglich schwach und ungenügend sind.

Die Intoleranz, die wir mit unseren eigenen Schwächen empfinden, nimmt also auch anderen gegenüber zu. Das macht uns verletzlicher für Kritik und kann uns sogar immer mehr von anderen Menschen isolieren. Selbst eine Meinungsverschiedenheit kann dann dazu führen, dass wir es schwer haben, offen und mitfühlend nachzuvollziehen, was andere Menschen denken und weshalb. Fällt etwas scheinbar aus der Norm, wird es schlicht abgelehnt, um uns davon abzugrenzen und uns selbst wieder bestärkter darin zu fühlen, was wir scheinbar „richtig" machen. Das ist die Grundlage der heutigen „Cancel Culture", also einer Kultur, die alles, was sich von der eigenen Meinung oder Glauben unterscheidet, verdrängt, ablehnt und sogar offen abwertet.

Möglicherweise ist das einer der Gründe, weshalb sich in unserer Gesellschaft immer mehr Gruppen voneinander abgrenzen und sich zunehmend radikalisieren. Laut Bundeskriminalamt versteht man unter Radikalisierung „die zunehmende Hinwendung von Personen oder Gruppen zu einer extremistischen Denk- und Handlungsweise und die wachsende Bereitschaft, zur Durchsetzung ihrer Ziele illegitime Mittel, bis hin zur Anwendung von Gewalt, zu befürworten, zu unterstützen und/oder einzusetzen".[62]

Die Liste der radikalisierten Gruppen in Deutschland ist lang. Sie umfasst verschiedenste Gruppierungen aus dem links- und rechtsextremistischen Spektrum, dazu kommen unter anderem Islamismus und auslandsbezogener Extremismus. Der Bundesverfassungsschutz beobachtet seit 2017 eine um 41 % angestiegene Anzahl von Menschen, die sich rechtsextremen Gruppierungen angeschlossen haben.[63] Gleichzeitig nimmt die Gewaltbereitschaft zu, die in einzelnen Gruppen genutzt wird, um deren Ziele durchzusetzen.

Was könnten die Gründe dafür sein, dass sich Menschen Vereinigungen mit radikalem Gedankengut zuwenden? Wenn wir uns ansehen, welche Personen sich beispielsweise in den Jahren 2012 bis 2014 dazu entschieden haben, nach Syrien und in den Irak auszureisen, um sich dort islamistisch-terroristischen Gruppen anzuschließen, sehen wir, dass die meisten dieser Menschen im Alter von 22 bis 25 Jahren waren. Radikalisiert haben sie sich jedoch meist schon in Deutschland, etwa ein Jahr bevor sie die Ausreise antraten.[64] Soziologen und Forscher nehmen an, dass diese überwiegend jungen Menschen darunter leiden, keine Zukunftsperspektive für sich zu sehen, sich nirgends zugehörig zu fühlen und auf der Suche nach etwas sind, das ihnen dabei helfen könnte, ihre eigene Identität zu finden.

Erstaunlich ist dabei, dass über ein Drittel der Personen (36 %), die sich in dieser Form radikalisiert haben, das Abitur absolviert hatten.[65,64] Es sind also nicht nur bildungsferne Umgebungen, in denen Jugendliche und junge Erwachsene auf der Suche nach einer identitätsstiftenden Zugehörigkeit und Zukunftsperspektive sind, und Bildung schützt nicht per se davor, sich extremistischen Gedanken zuzuwenden. Daher frage ich mich, ob sich Kinder heute in Familien weniger zugehörig, sicher und gebunden fühlen als früher. Könnten die zunehmenden Anforderungen, die an Familien gestellt werden, dazu beitragen, dass Eltern ausbrennen und der Familienverband nicht mehr für die notwendige Verbundenheit sorgen kann?

Ein weiterer Einstiegsweg in die Radikalisierung liegt offensichtlich im Glauben an Verschwörungsmythen.[66] Diese stellen zwar noch keine Form der Radikalisierung dar, können jedoch den Prozess dorthin beschleunigen. Immerhin 54 % der von der Friedrich Ebert Stiftung befragten Bürger stimmten 2022 mindestens einer von fünf in Deutschland verbreiteten Verschwörungserzählungen zu.[67] Besonders jene Menschen scheinen dafür empfänglich zu sein, die mit den politischen Entscheidungen nicht einverstanden sind und sich gleichzeitig mehr Mitbestimmung wünschen.

Ich erkläre mir das so: Wenn wir ängstlich, unsicher oder hilflos sind, wollen wir uns wieder sicher fühlen und den Eindruck haben, dass wir etwas bewirken können. Viele Menschen suchen also in unsicheren Zeiten nach einer Möglichkeit, wieder etwas Kontrolle zurückzugewinnen. Das kann über Geschichten gelingen, die uns die scheinbaren Zusammenhänge der Welt erklären, oder über Gruppierungen, die uns ein Einwirken beispielsweise auf die Politik versprechen. Gemeinsam fühlt man sich stark. Wo man sich vielleicht eine Zeitlang alleingelassen und ungehört fühlte, kann man sich endlich unter „Seinesgleichen" bewegen und sich sogar moralisch gegenüber anderen aufwerten.

Viele Menschen sehnen sich nach jemanden, der ihnen die Welt in einfachen Worten erklären kann und sie bestätigt und anerkennt, wie sie sind. Derlei Gruppierungen können diese Bedürfnisse auf den ersten Blick sehr gut befriedigen. Die Erleichterung darüber, dass man sich nicht mehr allein fühlen muss, verstärkt das Zugehörigkeitsgefühl, und möglicherweise kann das Echauffieren über die „dummen anderen" dazu beitragen, dass sich Menschen endlich als genau richtig, wirksam und wertvoll empfinden können.

Auch die Politik nimmt Einfluss darauf, wie viel Vertrauen wir noch in die Regierenden setzen. Fake News etwa haben einen großen Anteil daran, dass das Vertrauen in politische Entscheidungen immer mehr sinkt. Verschwörungsmythen laden dazu ein, sich gegen die „bösen" Regierenden zu stellen.

Leider entstehen dadurch Spaltungen in unserer Gesellschaft. Die Mitte zwischen den linken und rechten Flügeln wird dabei immer leiser. Verschiedene Gruppierungen bewegen sich voneinander weg, entwickeln Feindbilder und Schuldzuweisungen und sind immer weniger dazu bereit, genauer zu verstehen, mitzufühlen und zu tolerieren.

Ich denke, wir könnten auf diese Entwicklungen einen positiven Einfluss nehmen, wenn wir begreifen, was letzten Endes unter radikalen Ansichten verborgen ist: Unsicherheit, Ohnmacht und ein ausgeprägtes Bedürfnis nach Sicherheit und Kontrolle. Vielleicht gelingt es uns, anders denkenden Menschen gegenüber eine innere Offenheit zu bewahren, wenn wir uns bewusst machen, dass sie es schwer haben, ihre eigene Unsicherheit zu tolerieren und einen konstruktiven Umgang damit zu finden. Und diese wohlwollende und empathische Haltung auch uns selbst gegenüber einzunehmen: „Es ist okay, dass ich unsicher bin. Was kann ich jetzt für mich tun, um mich wieder sicherer mit mir zu fühlen?"

Kommunikation

Einige Menschen haben Schwierigkeiten damit, Meinungsverschiedenheiten zu tolerieren. Sie fühlen sich nur dann zugehörig, sicher und verbunden, wenn das Gegenüber in allen wichtigen Einstellungen, Meinungen und Erwartungen mit den eigenen Ansprüchen übereinstimmt. Unterschiede dagegen werden als kränkend erlebt. Das wiederum schürt Wut, Frustration, Enttäuschung, Unverständnis, Angst und Unsicherheit – ein fruchtbarer Boden für potenzielle Mikroverletzungen.

Diese Entwicklungen machen mit uns allen etwas. Ich habe beispielsweise während der Pandemie einige Menschen aus meinem Familien- und Freundeskreis dabei beobachtet, wie sie sich immer mehr in Verschwörungsgedanken verstrickten, und musste Lösungen finden, wie ich dennoch mit ihnen in Beziehung bleiben konnte. Ich gebe zu, dass auch ich manchmal an einen Punkt gekommen bin, an dem ich nicht mehr zuhören und verstehen wollte – es ist schwierig, wenn sich Einstellungen und Gedanken so sehr voneinander unterscheiden.

Auf der anderen Seite werden mit Verboten und Schuldzuweisungen die Ansprüche an Perfektion zementiert und das Verhalten durch Bedrohungen, Diffamierungen und öffentliche Bloßstellungen in hohem Maße kontrolliert. Diese Spaltungen, die sich durch unsere Gesellschaft ziehen, verändern, wie wir miteinander und übereinander sprechen, miteinander in Beziehung treten und was wir voneinander erwarten.

Insbesondere die sozialen Medien sorgen für folgenschwere Veränderungen, die unser Wohlbefinden deutlich beeinflussen können. Nicht nur können hinter anonymen Accounts Hatespeech und Unwahrheiten verbreitet werden. Der wachsende Konsum hält uns auch davon ab, in echten zwischenmenschlichen Kontakten wahrhaftige Zuneigung, Wertschätzung, Nähe und Verbundenheit zu erfahren. Auge in Auge spüren wir die gesellschaftlichen Normen und wollen uns entsprechend freundlich, höflich und respektvoll verhalten. Doch auf den Portalen des medialen Lebens scheinen die Schamgrenzen deutlich abzusinken und Versuche, das Geschehen zu entschärfen, kaum eine Wirkung zu haben.

Spaltungen machen wütend, denn um sich selbst von etwas oder jemandem abgrenzen zu können, brauchen wir ganz natürlicherweise auch eine gute Portion Wut. Damit wir den Mut haben, entgegen unseren Bedürfnissen nach Verbindung zu handeln und eben nicht gefallen zu wollen. Doch Wut kann sehr intensiv werden. Und sie kann, genau wie Angst, unsere Reflexe aktivieren. Warst du schon einmal so wütend, dass du sprichwörtlich rotgesehen hast? Dann weißt du, wovon ich spreche.

Konflikte und Streitgespräche, bei denen sich Menschen verletzt und gekränkt fühlen, können sich unter diesen Umständen häufen. Entwertungen, Herabwürdigungen, Anfeindungen und ähnlich verletzende Erfahrungen begegnen wir in den sozialen Medien in zunehmendem Maße. Eine Forsa-Umfrage[68] mit über 1000 Teilnehmern ab 14 Jahren stellte 2021 fest, dass 76 % der Befragten schon einmal Hasskommentaren im Netz begegnet seien. 39 % gaben an, dass sie Hatespeech sogar häufig oder sehr häufig anträfen, ein neuer Höchststand.

Das Bündnis gegen Cybermobbing und die TK[69] berichteten 2022 nach einer groß angelegten Befragung, dass mehr als jede dritte Schülerin bzw. jeder dritte Schüler schon einmal Opfer von Mobbing geworden ist. 2013 war es noch jede bzw. jeder vierte. Etwa 17 % haben absichtliche Beleidigungen, Bedrohungen, Bloßstellungen oder Belästigungen über Internet- und Messagingdienste sowie soziale Medien erlebt mit deutlichen Einbußen in der Lebensqualität. 57 % der Täter und Täterinnen meinen, dass die Opfer das Mobbing verdient hätten. Vor allem Jüngere mobben, weil es Spaß macht (33 %), 13 % finden dieses Verhalten sogar „cool". Motive wie Langeweile (23 %) und schlechte Laune (19 %) waren ebenfalls vertreten.

Dieses Verhalten scheint unter Jugendlichen zuzunehmen. Doch nicht nur unter Kindern, Jugendlichen und jungen Erwachsenen scheint sich das Kommunikationsverhalten zu einem potenziell stärker mikrotraumatisierenden zu verändern, auch erwachsene Menschen sehen sich gehäuft diesem Verhalten ausgesetzt, bei der Arbeit und in der Freizeit.

Achte also darauf, was dein Medienkonsum mit dir macht und wie du ihn so gestalten kannst, dass dein Wohlbefinden davon nicht belastet wird. Erlaube dir die Freiheit, die du brauchst, um mit entwertenden Kommentaren und Falschnachrichten so umzugehen, dass du dich dadurch nicht eingeschränkt fühlst und gleichzeitig deine eigene Meinung sozial verträglich äußern kannst, um spätere Schuld- und Schamgefühle zu vermeiden. Generell weniger soziale Medien zu konsumieren, wäre sicherlich hilfreich, um uns von stressauslösenden Nachrichten abzugrenzen und mehr Zeit für das „echte" Leben zu haben.

Zu Recht sind wir darauf bedacht, alle Menschen in unsere Gesellschaft zu integrieren und ihnen Toleranz und Wertschätzung entgegenzubringen. Darüber hinaus scheint es immer mehr Vorschriften, Verbote und Regeln zu geben, was wir wie, wann und in welchem Zusammenhang sagen dürfen. Wer sich nicht an die Regeln hält, läuft Gefahr, aus der Gemeinschaft verbannt, extremistischen Gedankengutes bezichtigt oder beschämt zu werden. Offene Gespräche finden unter diesen Umständen kaum statt. Eventuelle Missverständnisse aufgrund eines unterschiedlichen Sprachgebrauchs beispielsweise werden nicht mehr aufgeklärt, sondern Personen für eine „falsche" Wortwahl oder Meinung diffamiert. Sich unter diesen Umständen unsicher und verletzlich zu fühlen, erscheint mehr als verständlich.

Was hier helfen kann, ist, uns bewusst zu machen, dass wir uns entweder für eine Beziehung zu einem Menschen entscheiden können oder dafür, recht zu haben. Beides zusammen gelingt nur selten.

Perfektionismus

Ein weiterer großer Faktor, der die Lebensqualität deutlich mindern und sogar zu psychischen Erkrankungen führen kann, ist die Flut an Bildern von scheinbar perfekten Körpern auf den sozialen Medien. Von 1000 Menschen erkranken 14 Mädchen und zwei Jungen an einer Magersucht. Aber auch im mittleren Alter finden sich Essstörungen: 25 % der Menschen, die aufgrund einer Essstörung eine stationäre Behandlung absolvieren, sind über 45 Jahre alt, ebenso wie 35 % der von Essstörungen Betroffenen in ambulanter Psychotherapie.[70]

Nicht nur auf den sozialen Medien laden durchtrainierte, schlanke Männer- und Frauenkörper zu Vergleichen ein: Sie verführen uns dazu, uns selbst unter Druck zu setzen. 24 % der in der TK-Cybermobbing-Untersuchung befragten Schüler und Schülerinnen sind mit ihrem Aussehen unzufrieden. Damit belegt das Aussehen den ersten Platz bei den Gründen für Unzufriedenheit in ihrem Leben.

Sich nicht wohl in seiner Haut zu fühlen, verstärkt Minderwertigkeitsfantasien und lässt Menschen weniger Selbstwertgefühl empfinden – einer der größten Risikofaktoren für psychische Störungen. Auch stellen Bodyshaming und die Zuschreibung negativer Eigenschaften und Fähigkeiten bei Menschen mit Mehrgewicht eine klare Quelle mikrotraumatischer Erfahrungen dar: Diese können sich besonders in der Jugendzeit und aus der Gruppe der Gleichaltrigen oder der eigenen Eltern über die Maßen schädlich auf die mentale Gesundheit auswirken. So werden Frauen mit Mehrgewicht beispielsweise noch immer signifikant häufiger ausgegrenzt als dünnere Frauen und Männer jeden Gewichts.

Wir leben in einer Gesellschaft, in der sich Menschen immer weniger miteinander verbunden fühlen und der Wert Individualität immer bedeutsamer wird. Man könnte den Eindruck gewinnen, uns stünden sämtliche Türen im Leben offen – wir müssten jedoch zunehmend für uns selbst kämpfen und einstehen. Etwa 10–20 % der Bürger fühlen sich chronisch einsam, mit erheblichen gesundheitlichen Einschränkungen. Besonders jüngere (ca. 18–29 Jahre) und Menschen über 80 Jahre sind davon betroffen.[71]

Möglicherweise verlernen wir durch die gesellschaftlichen Entwicklungen auch, Konflikte aktiv anzusprechen, sie miteinander aufzulösen, uns auf unsere Gemeinsamkeiten zu besinnen und Kompromisse einzugehen. Womöglich entscheiden wir häufiger, lieber keine Beziehungen einzugehen, um negativen Erfahrungen aus dem Weg zu gehen.

Falls du dich schon einmal einsam gefühlt hast, kannst du mit Sicherheit nachfühlen, dass das Gefühl der Einsamkeit uns verletzlich macht für alle Arten von ablehnenden Erfahrungen. Wir fühlen uns leichter kränkbar, als wenn wir uns mit anderen verbunden, unterstützt und zugehörig fühlen.

Wenn alles zu viel wird

Stell dir vor, du bist beruflich sehr eingespannt. Dein Arbeitgeber erwartet von dir Termintreue, und das bei unterschiedlichen Projekten und Tätigkeiten. Du weißt nicht, wo du zuerst anpacken und wie du das alles bewältigen sollst. Dann ist da noch die neue Kollegin, die dich immer wieder um einen Gefallen bittet, weil sie erst seit drei Monaten da ist und die Abläufe und Strukturen noch nicht kennt.

Eigentlich möchtest du deine Vorgesetzte darum bitten, dir für die Zeit der Einarbeitung einige Tätigkeiten abzunehmen, aber du weißt, dass sie ebenfalls überlastet ist. Zu Hause hat dein neunjähriger Sohn Probleme in der Schule, weil er unter einer Lese-Rechtschreib-Schwäche leidet und sich von einigen Mitschülern gehänselt fühlt. Du weißt genau, dass er sich in sein Zimmer zurückgezogen hat, wenn du nach Hause kommst – das Smartphone, das er wegen der WhatsApp-Gruppe des Fußballvereins bekommen hat, dicht vor der Nase. Du fühlst dich schon bei dem Gedanken daran schuldig, weil du weißt, wie schädlich der regelmäßige Handykonsum für sein noch junges Gehirn ist. Aber du weißt auch, dass du nach der Arbeit nicht mehr die Kraft dafür hast, die Diskussionen mit ihm auszuhalten.

Dein Partner fährt nach der Arbeit eine Runde Mountainbike. So ist es wieder einmal an dir, das Abendessen vorzubereiten und noch ein wenig Haushalt zu erledigen. Kommt er dann gut gelaunt und ausgepowert zur Tür herein, ist deine Anspannung bereits auf Höchstniveau, während dein Energielevel irgendwo im Keller hängt. Aus lauter Verzweiflung brichst du einen Streit vom Zaun und überschüttest deinen Partner mit Vorwürfen. Dieser reagiert wie immer, indem er erst einmal duschen geht und dich mit Ignoranz straft.

Du könntest aus der Haut fahren, weißt nicht mehr, wohin mit dir. Du fühlst dich überfordert und alleingelassen. Deine Schuldgefühle wachsen, denn jetzt hast du nicht nur deinen Sohn im Stich gelassen, sondern auch noch deinen Partner gegen dich aufgebracht. Der Gedanke, dass du einfach nicht gut genug bist, quält dich. All die Situationen, in denen du erfolglos versucht hast, ein wenig mehr Mithilfe und vor allem Verständnis von deinem Partner zu erhalten, steigen in dir auf. Du erinnerst dich, wie er dir entweder Hysterie oder Unfähigkeit vorgeworfen oder dich wie Luft behandelt hat. Du fühlst dich ohnmächtig, ausgeliefert, einsam und ausgelaugt.

Manchmal hast du schon an Trennung gedacht, doch nach all der Zeit der Herabwürdigungen hast du den Glauben an dich und deine Fähigkeiten verloren. Du kannst dir nicht vorstellen, auch nur einen Tag allein überstehen zu können. Lieber bleiben als festzustellen, dass dein Partner recht damit hatte, dass du lebensunfähig bist.

Die besondere Situation mikrotraumatischer Verletzungen liegt darin, dass Betroffene zunächst noch den Eindruck haben, die kleinen Stiche wegstecken zu können. Sie gehen darüber hinweg, bagatellisieren sie für sich selbst oder ärgern sich zwar darüber, aber stehen nicht für sich ein, aus Angst, sie könnten für „überempfindlich" gehalten und dafür abgelehnt werden.

Frauen, die nicht gelernt haben, dass sie sich ärgern und ihre Wut auch zeigen dürfen, sind in besonderem Maße davon betroffen. Natürlich gilt das auch für Männer, doch wird ihnen oft Ärger, Wut und Zorn selbstverständlicher zugestanden. Manche Menschen hingegen spüren die Stiche lange Zeit überhaupt nicht, denn sie sind von Kind auf daran gewöhnt, entwertet, blamiert oder bedroht zu werden. Wenn kränkende Aussagen den eigenen Glaubenssätzen entsprechen und Betroffene gelernt haben, ihre schmerzhaften Gefühle aus Schutz zu verdrängen und verletzende Situationen auszuhalten, ist das Risiko hoch, in destruktiven Beziehungen zu bleiben.

In all diesen Konstellationen können Mikroverletzungen an der Basis des Selbstwertgefühls ansetzen und es unbemerkt immer weiter abbauen. Sie können sämtliche Schutzmechanismen unserer Psyche unterlaufen, da sie, einzeln betrachtet, zunächst wie vernachlässigbare Spitzen wirken. Doch in der Summe und über die Zeit hinweg wird unter den Mauern des Selbstwerts so viel Boden abgetragen, dass er schließlich an Stabilität verliert. Die Opfer dieser Attacken beginnen, das, was ihnen vorgeworfen oder womit sie beleidigt werden, zu glauben. Wird Betroffenen schließlich bewusst, in welcher Lage sie sich befinden, ist es kaum noch möglich, Vertrauen in sich selbst und seine Wertigkeit aufzubringen, um sich aus eigener Kraft von den destruktiven Fallstricken zu befreien.

Auch wenn die Anzahl der Life Events ein bestimmtes Maß überschreitet, werden Menschen verletzlich für psychische Erkrankungen. Denn der erlebte Stress wirkt sich störend auf den Hirnstoffwechsel aus und verursacht eine Reihe von gesundheitsgefährdenden Nebenwirkungen. Nicht nur unsere körperliche Gesundheit kann darunter leiden, sondern auch unsere mentale Gesundheit. Die Stimmung kann sich dauerhaft verändern und mit ihr auch die Art und Weise, wie wir uns selbst, die Welt und andere Menschen betrachten. Unsere Problemlösefähigkeit wird beeinträchtigt, wodurch wir Konflikte und andere belastende Situationen weniger gut verarbeiten und bewältigen können.

Es gibt vielfältige Gründe, weshalb Menschen psychisch erkranken. Keine einzige Störung entsteht aus dem Nichts heraus, selbst wenn dies von außen betrachtet so erscheinen mag. Zwar wirken auch genetische und lebensgeschichtliche Hintergründe auf die mentale Widerstandskraft mit ein. Dieser Zusammenhang darf jedoch nicht als persönliche „Schwachstelle" missdeutet werden. Wir tragen keine Verantwortung für die Voraussetzungen, die uns in unser Leben mitgegeben wurden. Wir sind lediglich dafür verantwortlich, uns möglichst wohlwollend dabei zu unterstützen, mental gesund zu bleiben.

MIKROTRAUMATA ÜBERWINDEN

Um ein Trauma zu verarbeiten, brauchen wir vor allem Zeit. Aber auch das Gefühl von Sicherheit und Halt sind wichtige Faktoren, damit wir uns im Hier und Jetzt öffnen können. Lass uns also sehen, welche Methoden es gibt, die dich dabei unterstützen, dich wieder sicherer in deinem Leben zu fühlen – und auch, um deine Symptome zu managen.

So arbeitest du mit den Übungen

In den folgenden Kapiteln habe ich eine Vielfalt an Übungen und Anregungen für dich zusammengestellt, die du für dich nutzen kannst, wenn du unter einem Mikrotrauma leidest.

Ich möchte dich dazu einladen, genau zu prüfen, ob sich meine Vorschläge für dich zum jetzigen Zeitpunkt machbar und hilfreich anhören. Dabei kannst du dich daran orientieren, ob du beim Lesen einer Übung eine leichte Nervosität oder Unsicherheit empfindest oder dir beispielsweise denkst: „Auf gar keinen Fall! So was kann ich nicht!" Lege dir eine Schwierigkeitsskala von 0 bis 10 zugrunde und ordne eine spezielle Übung spontan für dich ein.

Eine einfachere Stufe von 1 bis 3 bietet dir einen leichten Einstieg, wenn du erst am Anfang stehst. Eine mittlere Schwierigkeitsstufe von 4 bis 6 eignet sich besonders gut, um neue Erfahrungen zu sammeln und daraus etwas Hilfreiches zu lernen, ohne dabei eine starke Stressreaktion auszulösen. Würdest du eine Umsetzung dagegen bei 7 und aufwärts einsortieren, weil du dir vielleicht noch nicht vorstellen kannst, dass du diese Herausforderung meistern kannst, dann lass diese Übung erst einmal beiseite. Vielleicht möchtest du sie zu einem späteren Zeitpunkt noch einmal angehen.

HOL DIR HILFE!

Falls du den Eindruck hast, dass du unter einer Traumafolgestörung oder einer anderen psychischen Erkrankung leiden könntest, möchte ich dir empfehlen, dir psychotherapeutische Unterstützung zu holen. Ich habe bewusst keine Anleitungen zur Überwindung von Traumafolgestörungen in dieses Buch aufgenommen. Denn die Verarbeitung eines Traumas benötigt eine komplexe und auf den jeweiligen Menschen ausgerichtete Behandlungsstrategie, die ich nicht allgemein formulieren kann.

Es kann überwältigend sein, sich Veränderungsprozessen allein zu stellen. Viele Fallstricke und Rückfälle können wir nur schwer auf eigene Faust bewältigen. Ein Psychotherapeut oder eine Psychotherapeutin kann dich durch diesen Dschungel begleiten. Insbesondere wenn du zeitweilig oder chronisch unter Suizidgedanken leidest, möchte ich dich ermutigen, dir Hilfe zu holen. Bitte nimm die Signale deines Körpers und deines Geistes ernst! Auch wenn die Wartezeiten lang sind und es zermürbend sein kann, einen Therapieplatz zu finden, bitte gib nicht auf!

Vielleicht hast du das Glück, dass du in der Nähe einer Universität lebst und dort eine Ambulanz des psychologischen Institutes besuchen kannst, in der junge Psychologen und Psychologinnen ihre Weiterbildung zum Psychotherapeuten absolvieren. Meistens gibt es dort kürzere Wartezeiten und die Qualität der Behandlung ist durch regelmäßige Supervisionen hoch. Auch psychologische Beratungsstellen können möglicherweise bereits eine erste Entlastung bieten, wenn beispielsweise Probleme in der Partnerschaft oder Elternschaft bestehen. Hilfreiche Adressen findest du im Anhang.

Die Übungen solltest du nicht als eine Aufstockung deiner ohnehin schon anstrengenden To-do-Liste sehen, sondern als Einladung für eine kleine Auszeit. Versuche, sie als Ferieninseln zu sehen, auf die du dich von Zeit zu Zeit aus deinem Alltag heraus zurückziehen kannst. Vielleicht können sie dir auch Trost spenden, dir die Möglichkeit geben, bewusst durchzuatmen, Energie aufzutanken oder ein wenig Schutz vor diesem beängstigenden Sturm in dir und um dich herum zu finden.

Solltest du in irgendeiner Weise unangenehme Empfindungen während einer Übung spüren, versuche herauszufinden, was diese Gefühle oder Körperempfindungen in dir auslösen. Konzentriere dich dann besonders auf deine Gedanken. Was geht dir dabei durch den Kopf? Du weißt ja bereits, dass unsere Bewertungen maßgeblich an unseren Gefühlen und Körperempfindungen beteiligt sind. Auch Erinnerungen stellen eine Art von Gedanken dar, die viel in dir auslösen können.

Wenn also eine Übung etwas in dir anstößt, was deine Belastung verstärkt, finde heraus, was das verursacht hat. Eventuell hast du dann eine Idee, wie du die Übung so verändern kannst, dass du sie leichter umsetzen kannst oder sie weniger destruktive Gedanken in dir weckt.

Stabilität herstellen

Jeder von uns möchte sich sicher fühlen und einigermaßen vorhersehen können, was geschehen könnte. Wir wollen in der Lage sein, einen gewissen Einfluss auf unsere Umgebung zu nehmen. Haben wir dagegen den Eindruck, einen Zustand in uns selbst oder eine Situation nicht verändern zu können, fühlen wir uns leicht verunsichert, ängstlich, ohnmächtig, vielleicht auch verärgert oder enttäuscht.

Falls du unter einem Mikrotrauma leidest, hast du möglicherweise das Gefühl, den Boden unter den Füßen verloren zu haben. Vielleicht erlebst du die ständig auf dich einprasselnden Verletzungen als unausweichlich, so als hättest du ihnen absolut nichts entgegenzustellen, und fühlst dich ängstlich und hilflos. Deshalb wollen wir uns als Erstes darum kümmern, dass du wieder mehr Stabilität und damit Sicherheit und Kontrolle erleben kannst.

Die ersten Schritte in Richtung Veränderung sollen so leicht und genussvoll wie möglich sein. Jetzt soll es nur darum gehen, immer wieder kurze Momente zu schaffen, in denen du deine Überlastung ein bisschen weniger spürst, und darum, wieder mehr Stabilität in deinem Leben zu schaffen. Wir wollen gemeinsam versuchen, deine Kraftquellen zu stärken und auf diese Weise für Ausgleich sorgen. Aber bitte verlange nicht zu viel von dir und mach Pausen, wann immer du sie brauchst.

Befriedige dein Bedürfnis nach Sicherheit

Die wichtigsten psychologischen Grundbedürfnisse sind folgende: Sicherheit und Kontrolle, Lustgewinn und Unlustvermeidung, Bindung und Selbstwerterhöhung bzw. Selbstwertschutz.[72] Diese Bedürfnisse melden sich in uns auch als erwachsene Menschen immer wieder und wollen befriedigt werden. Wenn die Grundbedürfnisse erfüllt sind, ist die Basis zur Erreichung aller weiteren Wünsche und Ziele geschaffen. Natürlich werden wir in unserem Leben nicht alles erfüllen können, was wir uns wünschen. Sind unsere Bedürfnisse bis zu einem Mindestmaß jedoch erfüllt, haben wir eine gute Ausgangslage, um Enttäuschungen und Kränkungen verwinden zu können.

Sehen wir uns nun gemeinsam an, wie du dafür sorgen kannst, dass du in deinem Alltag immer wieder deine grundlegenden Bedürfnisse bewusst befriedigen kannst. Widmen wir uns zunächst dem für dich wahrscheinlich wichtigsten Grundbedürfnis: Sicherheit und Kontrolle.

Übung: Routinen schaffen

Als Grundlage hilft es, sich angenehme Routinen zu schaffen, die dich durch deinen Tag begleiten. Sie fordern nur wenig Anstrengung von dir, weil du nicht darüber nachdenken musst, sondern sie einfach ausführst. Dazu zählen beispielsweise morgendliche Abläufe wie Aufstehen, Zähneputzen, Duschen, Hautpflege, Anziehen, Frühstücken – alles, was du regelmäßig machst. Falls du dafür noch keine feste Abfolge hast, kann es dir helfen, dir eine solche Routine für deinen Morgen zu schaffen. Durch diesen Anker wirst du entspannter in den Tag starten.

Überlege dir, wo und wie du weitere routinierte Abläufe so gestalten kannst, dass du dort immer wieder einen sicheren und geborgenen Hafen finden kannst. Über den Tag hinweg verteilt könntest du beispielsweise eine Morgen-, Mittags- und Abendroutine schaffen, die deinen Alltag strukturiert und dir auf diese Weise Orientierung und Kontrolle gibt.

SCHREIBEN ORDNET DIE GEDANKEN

Schaff dir ein schön gestaltetes Buch an, in dem du deine konstruktiven Gedanken notieren kannst. Schreiben aktiviert gleichzeitig mehrere Hirnareale, die dich dabei unterstützen, deine Gedanken zu sortieren und einen gesunden Abstand von ihnen zu gewinnen, um emotional nicht zu sehr involviert zu sein. Das schafft Raum für neue Erkenntnisse. Außerdem hilft dir das Schreiben dabei, deine Ideen besser zu verinnerlichen, wenn du dir etwas wirklich Wichtiges merken möchtest.

Wenn du mit meinen Reflexionsfragen arbeitest, dann lass dir dafür gern stets einige Tage Zeit. Es ist vollkommen in Ordnung, wenn dir nicht sofort etwas Hilfreiches einfällt. Aber bitte lass nicht zu schnell locker. Du kannst auch eine gute Freundin oder deinen Partner fragen, was sie auf diese Fragen antworten würden.

Wahrscheinlich hast du schon lange nicht mehr den Eindruck gehabt, dass du loslassen kannst und dich nicht darum kümmern musst, was dir oder anderen Schlimmes geschehen könnte. Ich schlage dir nun einige konkrete Übungen vor, die du für dich testen kannst, um dich wieder mehr mit einem Gefühl der Sicherheit und Kontrolle zu verbinden. Gehe sie am besten nacheinander durch, damit sie ihre Wirkung entfalten können.

Beantworte zunächst folgende Fragen:

- Wann hast du dich zuletzt sicher gefühlt? Was hat dieses Erlebnis ausgemacht? Was war dabei wichtig für dich?
- Wann hast du dich zuletzt bei einem Menschen oder in einer Situation geborgen gefühlt? Mit wem oder was war das? Wie und wo habt ihr eure Zeit miteinander verbracht?

- Mit welchen Tätigkeiten fühlst du dich sicher? Was kannst du gut und was gelingt dir in der Regel? In welchen Situationen kannst du dich auf dich und deine Fähigkeiten verlassen? Was hast du früher gut gekonnt?
- In welcher Umgebung fühlst du dich sicher? An welchen Orten hast du dich früher sicher gefühlt?

Übung: Suche Umgebungen auf, in denen du dich wohlfühlst

Eine Möglichkeit, deine Bedürfnisse nach Sicherheit zu befriedigen, liegt im Aufsuchen von Umgebungen, in denen du dich wohlfühlst. Begib dich also an Orte, die du mit angenehmen Gefühlen und Erinnerungen verknüpfst, und nimm ganz bewusst wahr, was du in dieser Umgebung spürst. Versuche die angenehmen Empfindungen tief in dich einzuatmen und sie dabei noch ein klein wenig zu verstärken.

Du kannst dir auch überlegen, was du beitragen könntest, um diese Gefühle von Sicherheit und Geborgenheit noch ein klein wenig mehr in dir zu fühlen. Vielleicht möchtest du es dir noch angenehmer gestalten mit einem kühlen Getränk oder einem Kissen im Rücken. Vielleicht möchtest du deiner Lieblingsmusik lauschen oder dich ganz auf die Naturgeräusche konzentrieren. Was auch immer dir dabei hilft, dich noch wohlerzufühlen, kannst du gerne tun.

Damit sich dein Nervensystem langsam darauf einstellen kann, dass es nun auch wieder ruhigere Zeiten in deinem Leben gibt, in denen es nicht für dich auf Hochtouren arbeiten muss, kannst du dir diese „Ferieninseln“ täglich in deinen Alltag einbauen. Es müssen keine aufwendigen Erlebnisse sein. Wichtiger ist, dass du dich ganz bewusst dafür entscheidest und weißt, was du damit erreichen möchtest.

Es wird vermutlich Zeiten geben, in denen es dir weniger gut gelingt, dich ruhig und sicher zu fühlen. Das ist in Ordnung und hängt auch von deiner Tagesform und äußeren Umständen ab. Versuche dir dennoch routinemäßig Auszeiten zu gönnen, in denen du dich ein wenig entspannen kannst, weil du spürst, dass du Kontrolle hast und du in Sicherheit bist.

Für Hannes war es zu Beginn der Therapie besonders wichtig, sich zu Hause wieder sicher fühlen zu können. Dort war er häufig am angespanntesten. Er litt unter der ständigen Befürchtung, es könne jederzeit ein neuer Konflikt entstehen. Aus diesem Grund überlegten wir gemeinsam, ob es einen Platz in der Wohnung geben könnte, an dem er für sich sein und zur Ruhe kommen könnte.

Er entschied sich, einen bisher als Lager genutzten Kellerraum zum Rückzugsort umzugestalten. Das war zwar nicht perfekt, eignete sich aber deshalb gut, weil er dort eine kleine Werkstatt für sich einrichten konnte. Denn was er am liebsten tat und wobei er Kontrolle und Sicherheit empfinden konnte, waren Reparaturen oder das Bauen kleiner Möbelstücke. Wir vereinbarten, dass er dort täglich einige Zeit verbringen würde, um zur Ruhe zu kommen und sich selbstsicher, fähig, wertvoll und nützlich fühlen zu können. Es sollte eine bewusste Auszeit von der nervenaufreibenden Situation in der Familienwohnung darstellen.

Da wir vermeiden wollten, diesen Ort als reinen Fluchtort zu etablieren, stellten wir die Regel auf, dass er ihn dann aufsuchen sollte, wenn es ihm darum ging, sich ein wenig zu entspannen. Zunächst war es für Hannes nicht einfach, den Unterschied zu erkennen. Denn es verlangte ihn bald schon besonders in jenen Situationen nach einer Auszeit, in denen zwischen ihm und seiner Frau Zwietracht herrschte. Das barg die Gefahr in sich, dass Hannes zu oft vermied, sich aktiv mit den bestehenden Konflikten auseinanderzusetzen.

Als ihm schließlich bewusst wurde, dass Vermeidung nicht zur Besserung seiner Situation beitragen würde, nutzte er den Raum häufiger dann, wenn es keine auslösende Stresssituation für ihn gab, er jedoch das Bedürfnis nach Erholung, Entspannung und Sicherheit in sich spürte.

Übung: Verbringe Zeit mit Menschen, die dir Geborgenheit geben

Die wohl tröstlichste Erfahrung ist die, in der du dich mit einem Menschen verbunden und sicher fühlst. Wenn du dich endlich nicht mehr einsam und verlassen fühlst, sondern gemocht, wertgeschätzt, verstanden und unterstützt. Das befriedigt nicht nur das Bedürfnis nach Sicherheit, sondern auch nach Bindung.

Wähle eine Person und einen Ort: Verabrede dich mit einer Person, mit der du dich wohlfühlst. Wähle dafür nach Möglichkeit einen Ort, den du mit angenehmen Gefühlen und Erinnerungen verbindest. Falls du im Moment keine Kontakte pflegst, könnte vielleicht eine Selbsthilfegruppe ein sicherer und unterstützender Ort für dich werden.

Werde dir darüber bewusst, was du erleben möchtest: Überlege dir, wie du die Zeit mit diesem Menschen am liebsten verbringen möchtest. Was könnte in dir Gefühle von Leichtigkeit und Freude stärken? Worüber könntet ihr euch unterhalten? Was wäre dir besonders wichtig, mit dieser Person zu erleben? Willst du dich verstanden und unterstützt fühlen? Willst du lieber eine unbeschwerte Zeit erleben? Was müsstet ihr tun, damit du diese Gefühle spüren kannst?

Triff eine bewusste Entscheidung: Erinnere dich an frühere Erlebnisse mit diesem Menschen. Schließe die Augen und spüre in diese Erfahrungen hinein. Wie hat es sich damals angefühlt? Fühle bewusst in deinen Körper hinein, während du tief ein- und ausatmest. Welche Empfindungen nimmst du wahr? Lass dich von aufkommender Sehnsucht leiten, jetzt und hier die Entscheidung zu treffen, dich mit diesem Menschen zu treffen. Auch dann, wenn es dich Überwindung kosten wird.

Unterstütze dich, wenn du zweifelst: Sobald du dich dazu entschieden hast, diese Person zu einem Treffen einzuladen, unterstütze dich darin. Sammle Argumente dafür, weshalb es dir guttun wird, sie wiederzusehen und Zeit mit ihr zu verbringen. Schreib deine Gedanken dazu auf und lies sie dir immer wieder durch, sobald du beginnst zu zweifeln. Spüre der Vorfreude bewusst nach und lass ihr wenn möglich Raum. Wie fühlt es sich an, sich auf diesen einen Menschen zu freuen? Wo in deinem Körper empfindest du diese Freude?

Erlebe das Zusammensein achtsam und bewusst: Wenn es so weit ist, versuche bewusst alles wahrzunehmen, was du empfindest, denkst und tust. Nutze alle fünf Sinne, um deinen Fokus auf diese Situation zu lenken und zu vertiefen. Begleite dich dabei achtsam, das heißt, möglichst ohne etwas zu bewerten. Wenn du unangenehme Gedanken oder Gefühle wahrnimmst, versuche diese Beobachtungen zwar zu registrieren, sie dann aber wieder ziehen zu lassen, indem du deine Aufmerksamkeit darauf lenkst, was dich mit diesem Menschen verbindet. Was könntest du tun, um dich noch sicherer zu fühlen? Was könntest du tun, um das Gefühl von Verbundenheit in dir zu verstärken? Versuche dir alle Eindrücke möglichst gut einzuprägen und sie zu genießen.

Nutze deine angenehmen Erinnerungen: Falls es noch eine zu große Herausforderung für dich darstellt, dich mit jemandem zu verabreden, kannst du dich auch dann verbunden und sicher fühlen, wenn du dich in deinen Gedanken in eine vergangene Situation begibst. Erinnere dich an ein Erlebnis, bei dem du dich mit einem Menschen besonders wohlgefühlt hast. Nutze auch hierbei deine fünf Sinne dazu, um die Erinnerung so lebendig wie möglich zu gestalten. Was hast du damals gesehen, gehört und gespürt? An welche Gerüche kannst du dich erinnern? Wie hat sich vielleicht die Sonne auf deiner Haut angefühlt? Spüre deinen Empfindungen nach, während du die Erinnerung in dir aufleben lässt. Atme dabei tief ein und aus.

Die Grundstruktur dieser Übungen und die Vorbereitung darauf werden dich in leicht abgewandelter Form durch die nächsten Kapitel begleiten. Denn du kannst sie dafür nutzen, auch deine übrigen Grundbedürfnisse zu befriedigen. Im Übrigen erreichen wir mit den allermeisten Strategien häufig mehrere Grundbedürfnisse gleichzeitig. Wenn du beispielsweise etwas tust, worin du gut bist, dann stärkst du damit dein Kontrollgefühl, dein Empfinden von Wirksamkeit, dein Selbstwertgefühl und hast möglicherweise sogar Freude daran. Aus diesem Grund kannst du mit jedem weiteren Vorschlag, den ich dir in den folgenden Kapiteln unterbreite, meist mehrere Fliegen mit einer Klappe schlagen.

Stärke dein Selbstwirksamkeitserleben

Immer dann, wenn wir erfolgreich auf eine äußere oder innere Situation einwirken, erleben wir uns „selbst-wirksam“. Wenn wir also handeln oder einen bestimmten Gedanken verfolgen, der einen inneren Zustand oder äußeren Umstand so verändert, dass wir uns damit wohlerfühlen oder aushalten oder wir zumindest unangenehme Empfindungen mildern können, erleben wir den Zauber der Selbstwirksamkeit.

Dieses Gefühl bestärkt uns darin, dass wir zumindest ein Stückchen weit kontrollieren können, wie wir mit einer Situation umgehen möchten. Wir befriedigen damit also auch das grundlegende Bedürfnis nach Sicherheit und Kontrolle. Das Vertrauen in uns wächst und wir fühlen uns wertvoller als zuvor. Das mag zwar unbewusst bleiben, kann jedoch bei achtsamer Beobachtung in die bewusste Wahrnehmung rücken. Damit du diese Erfahrung ebenfalls öfter genießen kannst, schauen wir uns an, was du dafür tun kannst.

Übung: Tu etwas, was du gut kannst

Sieh dir noch einmal deine Aufzeichnungen an, die du in Vorbereitung auf die vorangegangene Übung angefertigt hast. Lies deine Antworten auf die Frage, bei welchen Tätigkeiten du dich sicher fühlst. Es lohnt sich, diese Liste immer weiter zu ergänzen. Denn ich empfehle dir, täglich mindestens einmal etwas zu tun, was du gut kannst. Koche beispielsweise dein Lieblingsgericht, mach einen Spaziergang um den Block, fahre eine gewohnte Strecke mit dem Auto oder geh alltäglichen Erledigungen nach wie Bügeln, Einkaufen, ein Telefonat führen oder Sport treiben.

Vielleicht fragst du dich, was denn am Spazierengehen eine Fähigkeit sein soll. Tatsächlich gibt es einige Menschen, die körperlich beeinträchtigt sind und die das nicht oder nur mithilfe anderer können. Und es gibt Menschen, die sich durch eine psychische Erkrankung so eingeschränkt und belastet fühlen, dass nicht einmal das Spazierengehen mehr geht. Der entscheidende Punkt ist hierbei also: Mach dir bei allem, was du tust, bewusst, dass du das jetzt gerade kannst und du dich glücklicherweise auf deine Fähigkeiten verlassen kannst, auch wenn sie dir noch so selbstverständlich erscheinen mögen.

Achte bitte darauf, dass du Aktivitäten auswählst, bei denen du früher und auch jetzt im Moment keine allzu großen Ängste empfindest, sondern dich im Gegenteil durch eine gewisse Routine geborgen und sicher fühlst. Herausforderungen kannst du dir später noch stellen. Jetzt geht es erst einmal darum, dass du dich wieder ein wenig erden kannst.

Spüre dabei, wie gewohnt dir die einzelnen Handlungen sind, wie sie dir leicht von der Hand gehen und du dich dabei wirksam fühlst. Nimm deinen Körper wahr, wie er deinen Kommandos folgt, wie er dir ermöglicht, das zu tun, was du gerne tun möchtest.

Und selbst wenn du feststellen solltest, dass du bei voller Aufmerksamkeit plötzlich nicht mehr so routiniert handeln kannst, versuche das mit einem inneren Lächeln zu begleiten. Das ist eine vollkommen menschliche Erfahrung, die gut zu erklären ist.

Richten wir unseren Wahrnehmungsfokus intensiv auf Handlungen, die schon lange Zeit automatisiert sind, stellen wir manchmal paradoxerweise fest, dass wir plötzlich gar nicht mehr so genau wissen, was wir eigentlich nacheinander tun müssen, um ein bestimmtes Ergebnis zu erzielen. Vielleicht kennst du das: Wenn du anderen ein altes Lieblingsrezept erklärst und feststellst, dass du dich nicht mehr an alle Zutaten erinnerst oder nicht mehr weißt, auf wie viel Grad du den Backofen einstellst – und das, obwohl dir das Gericht normalerweise ohne jede bewusste Aufmerksamkeit zuverlässig gelingt. Versuche also, gelassen zu bleiben. Dein Gehirn erinnert sich an jeden Handgriff, sobald du den Druck herausnimmst. Mach eine kurze Pause, beschäftige dich kurz mit etwas vollkommen anderem und kehre dann zurück zu deiner Tätigkeit.

Versuche dich zum Abschluss zu belohnen, selbst wenn es sich um eine scheinbar selbstverständliche Fähigkeit handelt, die du gerade genutzt hast. Belohne dich dafür, dass du diesen Schritt für dich gemacht hast und dafür, dass du dich Stück für Stück wieder wohlerfühlen kannst. Präge dir deine angenehmen Empfindungen gut ein. Wenn du magst, kannst du auch einen Satz formulieren, der widerspiegelt, dass du diese Aktivität oder Tätigkeit mit einem Gefühl von Wirksamkeit verbindest.

Für Sabine war diese Aufgabe nicht leicht. Sie war bei allem, was sie als Kind getan hatte, abgewertet worden. Die verletzenden Sätze hatte sie noch immer im Gedächtnis. Sie wiederholte sie unbewusst immer wieder in ihrem Kopf, wenn sie dabei war, den Haushalt zu erledigen oder jemand anderem einen Gefallen zu tun.

Sabine war es nicht gewohnt, sich selbst als „wirksam" zu erleben. Sie hatte eher den Eindruck, bei allem, was sie tat, nie ein zufriedenstellendes Ergebnis zu erreichen. Aus diesem Grund war es nicht leicht, überhaupt eine Tätigkeit zu finden, bei der sie sich zumindest ein bisschen weniger ungenügend fühlte.

Schließlich fanden wir mithilfe ihrer Stimmungsprotokolle heraus, dass sie sich wohlerfühlte und seltener Essanfälle bekam, wenn sie sich um ihren kleinen Garten kümmerte. Sie konnte sogar mit einigem Stolz sagen, dass ihre Blumen, Früchte und Gemüsesorten wunderbar gediehen. Wir beschlossen daher, dass sie die Gartenarbeit in Zukunft so achtsam wie möglich erledigen würde. Dabei sollte sie nachspüren und aus der Beobachterperspektive zusehen, wie sie sich selbstbewusst, sicher und mit viel Erfahrung und Fachwissen um ihre Pflanzen kümmerte.

Schon bald konnten wir beobachten, wie ihre Zuversicht in ihre Fähigkeiten als Gärtnerin wuchs. Sabine berichtete sogar, dass sie inzwischen auch andere Tätigkeiten entdeckt hatte, bei denen sie etwas bewegen konnte. Immer häufiger nahm sie wahr, dass sie einige Bereiche in ihrem Leben wirksam beeinflussen konnte. Das ließ ihre Zuversicht und ihre Motivation wachsen, weitere Fähigkeiten und Möglichkeiten zu entdecken, die sie in diesen Gefühlen bestärkten.

Mach dir immer wieder bewusst, wie viele alltägliche Erledigungen, Tätigkeiten und Aktivitäten dir gelingen und wie viel du schon erreicht hast. Das kannst du noch unterstützen, indem du deine Notizen um eine Liste erweiterst, in der du deine bisherigen Erfolge notierst. Hier geht es nicht nur um „Erfolge" im Wettkampfsinn, sondern vielmehr um all deine Erfahrungen, bei denen du eine herausfordernde Situation bewältigt oder zumindest überstanden hast, auch wenn du sie vielleicht nicht zu einem erhofften Ausgang bringen konntest. Ich denke da auch an Misserfolge oder Missgeschicke, die du immerhin überlebt hast.

Ich möchte dich dazu anregen, dass du erkennen kannst, was du schon alles an Belastungen überstanden hast. Denn auch das können wir als Erfolg werten, wenn wir wollen. Hierbei zeigt sich nämlich besonders deine Fähigkeit, unwirtliche Zeiten überstehen zu können mit deinen ganz eigenen Strategien, Eigenschaften und deiner Widerstandskraft.

Übung: Mach dir deine Erfolge bewusst

Ich bin sicher, dass du in deinem Leben schon mehrere schwierige Phasen erlebt hast. Notiere dir diejenigen, die dir besonders in Erinnerung geblieben sind, sei es aufgrund der unangenehmen Gefühle, die du dabei empfunden hast, oder aufgrund deiner angenehmen Gefühle wie Stolz oder Erleichterung. Mach dir bewusst, dass es in deinem Leben bisher Erfolge und Misserfolge gab und du beides bewältigen oder überstehen konntest.

Wenn es dir schon möglich ist, schreibe auch auf, was dir dabei geholfen hat, diese Situationen zu einem guten Ende zu bringen, sie zu bewältigen oder sie zumindest zu überleben.

Martina hatte ein erstes Aha-Erlebnis, als ihr bewusst wurde, wie widerstandsfähig sie tatsächlich war. In Bezug auf frühere Erfolgserlebnisse hatte sie sich daran erinnert, wie sie sich als zwölfjähriges Mädchen so lange hartnäckig in einer Eisdiele um einen Ferienjob bemüht hatte, bis sie dort tatsächlich für ein kleines Taschengeld Geschirr einräumen durfte. Über Wochen hinweg hatte sie geduldig das verdiente Geld gespart, bis sie sich endlich eine neue Schultasche kaufen konnte. An dem Tag, an dem sie ihre Tasche aus dem Laden nach Hause trug, hatte sie sich so stolz und selbstsicher gefühlt, dass sie sich noch heute mit einem Strahlen im Gesicht daran erinnerte.

Für Martina war diese Erinnerung äußerst hilfreich. Denn sie fühlte sich in dieser Zeit in ihrer Schulklasse weder respektiert noch geschätzt. Die übrigen Kinder kamen allesamt aus gut situierten Familien, sodass sich Martina, deren Eltern wenig Geld hatten, unterlegen fühlte. Mit der besonderen Tasche wollte sie sich Bewunderung, Respekt und Anerkennung verschaffen und endlich „dazugehören". Diesen Traum erfüllte sie sich schließlich aus eigener Kraft.

Martina wurde an diesem Beispiel deutlich, wie stark ihr Durchhaltevermögen, wie kreativ ihre Problemlösungen und wie groß ihr Wille, ihre Motivation und ihr Glaube an sich selbst waren. Dieses eindrückliche Erlebnis und all die angenehmen Gefühle konnte Martina nutzen, um sich innerlich in der jetzigen schwierigen Situation Zuversicht und Hoffnung zuzusprechen.

Erkenne deine Stärken

Deine Stärken zu erkennen, lässt dein Selbstwertgefühl wachsen. Wir alle tragen das Bedürfnis in uns, unseren Wert, den wir uns wohlgemerkt selbst beimessen, spüren und stärken zu wollen. Das macht uns widerstandsfähig, gibt uns mehr Sicherheit und eine gewisse Leichtigkeit mit auf den Weg. Dabei solltest du allerdings beachten, dass das Selbstwertgefühl ein Gefühl ist. Es kommt und geht. Auch Menschen mit stabilem Selbstwertgefühl empfinden sich manchmal und in gewissem Maße als ungenügend oder minderwertig. Das bedeutet aber auch: Du kannst dieses Gefühl bewusst in dir verstärken.

Speziell für dein Selbstwertgefühl gebe ich dir deshalb eine Übung an die Hand, die zwar nicht ganz einfach ist und auch negative Gedanken hervorrufen kann. Aber ich traue dir zu, dass du diese Aufgabe mithilfe der lieben Menschen in deinem Leben meistern kannst.

Übung: Fühle deine Wertigkeit

Erstelle eine Liste mit deinen Fähigkeiten: Stelle eine Liste zusammen mit allen Fähigkeiten, die du während deines Lebens erworben hast. Sei dabei nicht zimperlich oder kleinlich, sondern notiere dir auch Dinge wie Schreiben und Rechnen. Ja, ich weiß, das könnte doch als selbstverständlich gelten. Ist es aber nicht. Mach dir bewusst, dass dir all diese Fertigkeiten etwas abverlangt haben und du sie dir teilweise sogar mühevoll aneignen musstest.

Falls du Schwierigkeiten haben solltest, überhaupt etwas zu entdecken, was du kannst, frage die Menschen in deinem Leben, die dir etwas bedeuten. Ich bin mir sicher, dass sie dir einiges zu berichten haben.

Erstelle eine Liste mit positiven Eigenschaften: Etwas schwieriger ist es, sich über die eigenen positiven Eigenschaften klar zu werden. Insbesondere wenn sich das Selbstwertgefühl gerade im Keller befindet, ist es schwer, sich überhaupt etwas Positives zuzuschreiben. Sollte das bei dir so sein, wende dich bitte auch damit an diejenigen Menschen, die dich gut kennen und von denen du dich geschätzt fühlst. Frag sie, was dich in ihren Augen ausmacht. Sollte das für dich möglich sein, kannst du auch deinen Arbeitgeber fragen, weshalb er dich eingestellt hat oder was er an dir und deiner Arbeit schätzt.

Nutze deine Listen: Markiere dir diejenigen Fähigkeiten, Eigenschaften und Erfolge, die ein erleichterndes Gefühl in dir wecken, dich stolz oder dankbar machen oder auf die du vertrauen kannst. Lies dir die zugehörigen Notizen immer dann durch, wenn du diese Gefühle in dir stärken möchtest. Das kannst du vor allen Dingen in jenen Momenten tun, in denen du sie schon ein klein wenig in dir spüren kannst. Aber auch wenn du Ermutigung brauchst, kann es helfen, dir bewusst zu machen, dass alles irgendwann vorbeigeht.

Viele meiner Patientinnen und Patienten haben mit dieser Aufgabe Schwierigkeiten. Das ist also nichts Ungewöhnliches, wenn man gerade eine belastende Zeit erlebt. Mit der Unterstützung von anderen gelingt es aber meist besser als gedacht. Dadurch entsteht sogar ein wunderbarer Nebeneffekt, der für sich genommen schon eine kräftigende Wirkung entfalten kann: Du fühlst dich gesehen, geschätzt, respektiert, gemocht und unterstützt. Das ist die Quintessenz der sozialen Unterstützung, die uns schwere Zeiten besser durchstehen lässt. Nutze sie für dich, so gut es dir möglich ist.

Hannes konnte in puncto Selbstwertgefühl besonders gut von seiner Arbeit profitieren. In seinen beruflichen Tätigkeiten fühlte er sich sicher und fähig. Deshalb besprachen wir, wie er seine Arbeit bewusst und achtsam erledigen konnte, um seine Stärken wahrzunehmen.

Es tat ihm sichtlich gut, sich in einem wichtigen Bereich seines Lebens als wertvoll zu empfinden. Sich bewusst damit auseinanderzusetzen, verstärkte dieses Gefühl und schuf die Basis dafür, dass er nach und nach auch kleine Bereiche innerhalb seiner Familie fand, in denen er sich wichtig und wertvoll fühlen konnte. Er erkannte beispielsweise, dass er gut darin war, sich um den alternden Familienhund zu kümmern. Er war derjenige, der sich um die täglichen Spaziergänge, um gesunde Nahrung und die Tierarztbesuche kümmerte. Jedes Schwanzwedeln und freudige Bellen machten ihm bewusst, dass er einen wichtigen Teil zum Familienleben beitrug, und bestärkten ihn. Darauf konnten wir aufbauen.

Hannes führte seine Listen über positive Eigenschaften und Fähigkeiten sorgfältig. Ein Gespräch mit seiner Ehefrau brachte schließlich zum Vorschein, dass auch sie ihn im Grunde schätzte. Sie war dankbar dafür, dass er sich so zuverlässig um alle möglichen Belange kümmerte, dass er bei der Terminplanung auf alle Rücksicht nahm und da war, wenn sie ihn brauchte.

Diese Unterhaltung, die Hannes große Überwindung gekostet hatte, ließ nicht nur seine Hoffnung wachsen. Sie führte auch dazu, dass ihm bewusst wurde, welchen Wert er für seine Familie besaß.

Kultiviere Freude und Entspannung

Das Bedürfnis nach Lustgewinn und Unlustvermeidung ist wohl eines der zwiespältigsten Bedürfnisse. Es kann zu einer freudvollen Lebensgestaltung führen, aber auch dazu, dass wir uns mehr darum bemühen, Schmerzvolles zu vermeiden als Angenehmes zu erleben. Dann werden unser Handeln und damit unsere Erfahrungen eingeschränkt. Wir sind mehr darauf konzentriert, was wir an Unannehmlichkeiten vermeiden möchten, als darauf, was wir gerne Schönes erleben möchten.

In deiner Situation bist du im Moment wahrscheinlich eher darauf fokussiert, noch mehr unangenehme Erfahrungen und Empfindungen zu vermeiden, als darauf, etwas Angenehmes zu erleben. Das kann ich gut verstehen. Vielleicht spürst du gerade wenig Zuversicht, dass du dich überhaupt je wieder entspannen oder über etwas freuen kannst. Durch die vorangegangenen Übungen solltest du jedoch schon ein klein wenig Ruhe und einige angenehme Gefühle in dir gefunden haben. Lass uns also versuchen, deine Freude wiederzubeleben und noch mehr Entspannung in dir zu finden.

Übung: Genussvolle Momente einplanen

Plane dir während des Tages kleine genussvolle Momente ein, indem du dir etwas gönnst. Das könnte ein Eisbecher sein, ein Waldspaziergang, ein Telefonat mit einer Freundin oder ein gemütlicher Sofaabend. Du darfst dir mit möglichst wenig Krafteinsatz lustvolle Erfahrungen schenken, also alles, was sich angenehm anfühlt, ohne dich langfristig zu belasten oder dir zu schaden.

Ich lade dich dazu ein, dich bewusst dafür zu entscheiden. Denn dann stellst du sicher, dass du auch achtsam wahrnimmst, wie es dir dabei geht. Genuss erleben wir, wenn wir uns darüber bewusst sind, was in und um uns herum Lustvolles geschieht. Also, was immer du tust, um eines deiner Grundbedürfnisse zu befriedigen, tu es, indem du dich bewusst dafür entscheidest und dich dabei achtsam begleitest.

Falls du ein wenig Inspiration brauchst, was dir Freude bereiten oder dich entspannen könnte, habe ich dir einige Fragen notiert:

- In der Zeit, als du dich relativ entspannt gefühlt hast, was hat dir da Freude bereitet? Was hat dich zur Ruhe gebracht? Was davon könntest du wieder mehr in deinen Alltag integrieren?
- Beobachte oder frage andere Menschen in deinem Umfeld: Worüber freuen sie sich? In welchen Situationen sind sie entspannt? Was davon könntest du für dich ausprobieren?
- Welchen Humor hast du? In welchen Situationen oder mit wem kannst du regelmäßig lachen? Was kannst du tun, um wieder häufiger zu lachen?
- Was hast du als Kind und Jugendliche getan, wenn du dich entspannen wolltest? Worüber hast du dich gefreut? Woran hattest du Spaß? Was davon könntest du wieder einmal tun?
- Mit welchen Medien könntest du dich kreativ ausdrücken, ohne unter Leistungsdruck zu geraten? Einfach nur, weil es dir Freude bereitet?

Versuche dir täglich mindestens drei Momente zu gönnen, in denen du dir selbst eine Freude machst oder dich entspannen kannst. Falls du das zeitlich nur schwer in deinem Alltag unterbringen kannst, dann übe dich darin, gedanklich zu einem Augenblick zu reisen, an dem du eine schöne Erfahrung gemacht hast. Erinnere dich, wie du zuletzt einen Waldspaziergang gemacht hast oder als du ganz entspannt mit einem Freund zusammengesessen hast und ihr gemeinsam über etwas gelacht habt. Versuche dir den erdigen Geruch des Waldbodens ins Gedächtnis zu rufen, die Vögel und das Summen der Insekten oder das Lachen deines Freundes zu hören. Weißt du noch, wie sich die Sonne auf deinem Gesicht angefühlt hat?

Rufe dir so viele Details ins Bewusstsein wie möglich, um dich ganz in diese Erinnerung fallen zu lassen. Entspanne deinen Körper dabei. Lass deine Stirnfalten glatt werden, deine Augen weich. Schließe sie, wenn du magst. Lächle sanft, wenn dir danach ist.

Du wirst sehen, dass du dich immer schneller und intensiver auf diese Erinnerungsinseln zurückziehen kannst und schon fünf bis zehn Minuten ausreichen können, um dich innerlich aufgetankt und entspannt zu fühlen.

Noch ein kleiner Tipp: Die einfachste Art, sich einen freudvollen Moment zu verschaffen, ist für die meisten Menschen, anderen eine Freude zu bereiten!

WENN UNRUHE AUFTRITT

Ich möchte dich darauf hinweisen, dass Entspannung für traumatisierte Menschen oft schwierig auszuhalten ist. Sollte das bei dir der Fall sein und du regelmäßig in eine große innere Unruhe geraten oder von Wiedererleben überflutet werden, wenn es plötzlich innerlich still wird, dann konzentriere dich zunächst auf diejenigen Aktivitäten, die dir Freude machen, bis du psychotherapeutische Unterstützung gefunden hast. Bitte versuche nicht, dich zur Entspannung zu zwingen.

Das gilt übrigens generell für alle Übungen: Wenn du das Gefühl hast, dass dir eine Übung nicht guttut, brich sie sofort ab. Es hat keinen Sinn, sich zu zwingen! Versuche entweder eine andere Übung oder probiere sie zu einem anderen Zeitpunkt, an dem du dich stabiler fühlst, noch einmal. Allerdings solltest du im Falle einer Traumafolgestörung oder einer anderen psychischen Störung irgendwann dein Mikrotrauma aufarbeiten. Das sollte unbedingt in einer Psychotherapie geschehen, denn dort bist du in professionellen Händen.

Übung: Führe ein Sonnentagebuch

Damit du deine Freude immer mehr in deinem Alltag spüren kannst, schlage ich dir ein besonderes Tagebuch vor: das Sonnentagebuch. Darin kannst du aufschreiben, was du jeden Tag Schönes erlebt hast. Unangenehme Ereignisse sollten darin keinen Platz finden. Notiere dir jede Kleinigkeit, die in dir angenehme Gefühle geweckt hat, und wenn sie auch noch so zaghaft und flüchtig war.

Besorge dir ein kleines Heftchen, das du immer überallhin mitnehmen kannst. So kannst du sofort loslegen, sobald du dich über etwas gefreut hast. Das wird dich dabei unterstützen, deinen Fokus häufiger auf diejenigen Erlebnisse zu lenken, die dir Kraft und Freude schenken oder dich beruhigen. Mit der Zeit wird sich dadurch deine Stimmung immer mehr aufhellen, denn du entdeckst, dass es noch Bereiche in deinem Leben gibt, in denen du erfreuliche Begegnungen hast.

Zu Beginn kannst du dich von deinem Smartphone daran erinnern lassen, dir über den Tag hinweg immer wieder Gedanken zu machen, ob du in den letzten zwei Stunden angenehme Gefühle empfunden hast und welche Ereignisse diese ausgelöst haben. Falls du abends nicht in einer niedergedrückten Stimmung bist, kannst du den Tag auch erst dann Revue passieren lassen, um besondere Erlebnisse aufzuschreiben. In diesem Fall kannst du als Erinnerungsstütze während des Tages beispielsweise eine Strichliste führen, damit du später weißt, an wie viele Situationen du dich abends gerne erinnern möchtest.

Schaffe dir eine Routine für dein Sonnentagebuch. Mach es dir gemütlich und lass den Tag damit ausklingen. Nimm dir einen Tee, zünde eine Duftkerze an. Gestalte dir diese Minuten so angenehm wie möglich. Setze dich jeden Tag ungefähr zur selben Uhrzeit an einen Wohlfühlort in deiner Wohnung. Mit der Zeit wird sich ein Gefühl der Vorfreude einstellen und dich daran erinnern, dass dein Sonnentagebuch dich in eine ruhige Nacht begleiten möchte.

Du kannst deine Gedanken noch einmal sortieren, dir die schönen Momente bewusst machen und dich auf diese Weise wieder ein wenig entspannter und zuversichtlicher fühlen. Du schläfst besser ein und hast möglicherweise auch angenehmere Träume.

Ich weiß, dass es am Anfang nicht einfach ist, überhaupt etwas zu finden, über das du dich gefreut hast. Deshalb wiederhole ich mich an dieser Stelle noch einmal: Jede „Kleinigkeit" zählt. Die folgenden Anregungen können dich in deinen Beobachtungen unterstützen.

Was ist mir heute passiert, über das ich mich gefreut habe?

- Meine Kollegin hat mich für meine Zuverlässigkeit gelobt.
- Eine Frau in der S-Bahn hat mich freundlich angelächelt.
- Ich habe einen Kaffee geschenkt bekommen.
- Meine Partnerin hat mich gefragt, wie mein Tag war.
- Die Sonne hat geschienen.
- Ein Autofahrer hat mir Vorfahrt gegeben, obwohl er zuerst hätte fahren dürfen.

Was ist mir heute gelungen?

- Ich habe meinen Sohn zum Lachen gebracht.
- Ich war pünktlich bei der Arbeit.
- Ich habe die Einkäufe erledigt.
- Ich habe eine Verabredung abgesagt, die mir zu viel war.
- Ich habe endlich einen Termin beim Zahnarzt vereinbart.
- Ich habe heute eine Portion Gemüse gegessen.

Was hat mir heute gutgetan?

- Ich habe lange geduscht und das warme Wasser genossen.
- Ich bin eine kleine Runde spazieren gegangen.
- Ich habe mit Kollegen in der Kaffeepause gelacht.
- Ich habe mir ein leckeres Dessert gegönnt.
- Ich habe einige Seiten in einem Buch gelesen.
- Ich habe mit meinem Partner gekuschelt.

Ein sicherer Ort für deine Verletzungen

Wie du weißt, gehört das Wiedererleben verletzender Situationen in gewissem Ausmaß zu einem gesunden Versuch deiner Psyche, diese Erfahrungen einzuordnen und zu überwinden. Wenn du dich also immer und immer wieder an Begebenheiten erinnerst, in denen du dich gekränkt oder verletzt gefühlt hast, ist das erst einmal ein gesunder Versuch deines Gehirns, diese Erlebnisse zu verarbeiten. Wenn du allerdings durch diese Erlebnisse eine Traumatisierung davongetragen hast, wird die Verarbeitung durch intensive Gefühle und ein überlastetes Stresssystem unterbrochen.

Die folgenden drei Übungen können dir dabei helfen, dich aus belastenden Erinnerungen und den daraus resultierenden überwältigenden Gefühlen herauszuholen und dein Stresssystem zu entspannen. Danach kannst du dich einer Aktivität widmen, die deine Aufmerksamkeit erfordert. So kannst du dich aus dem belastenden Wiedererleben ausklinken und dein Gehirn sozusagen auf Reset stellen.

Übung: Schaffe dir einen inneren sicheren Ort

Vielleicht kennst du diese Übung bereits. Sie ist mittlerweile sehr bekannt und auch auf Youtube zu finden. Übe sie ein, wenn du relativ entspannt bist oder dich zumindest nicht in Hochspannung befindest. Suche dir dazu einen Ort aus, an dem du dich sicher und geborgen fühlst und wenn du einige Minuten Zeit allein für dich hast.

1. Schließ die Augen und atme einige Male tief ein und aus. Entspanne dich in deinen Körper hinein und verändere deine Körperhaltung bei Bedarf so lange, bis du dich wohlfühlst. Lass dir Zeit. Versuche dich ganz auf deinen Atem zu fokussieren und spüre, wie er durch deinen Körper fließt. Mit jedem Einatmen entspannen sich deine Muskeln noch ein bisschen mehr. Wenn dir Gedanken begegnen, die dich stören, atme sie aus und lass sie ziehen. Konzentriere dich dann wieder auf deinen Körper.

2. Geh nun mit deiner Vorstellungskraft immer mehr nach innen. Stell dir vor, du könntest vor deinem inneren Auge einen Ort erschaffen, der genauso beschaffen ist, wie du es dir wünschst. Stell dir vor, wie diese Umgebung langsam Gestalt annimmt. Kannst du den Duft der Blumen riechen? Oder hörst du das Meer rauschen? Fühlst du die warme Sonne auf deiner Haut? Spürst du den Sand zwischen den Zehen? Atme tief ein und aus. Lass dir Zeit, den Ort so lebendig wie möglich zu gestalten.
3. Sieh dich nun um und schau dir genau an, was du an dieser Umgebung verändern möchtest, damit du dich noch wohler- und sicherer fühlst. Möchtest du beispielsweise eine Mauer um diesen Platz haben, damit sich dir niemand nähern kann? Willst du einige Bäume als Sichtschutz pflanzen? Lass deiner Fantasie freien Lauf und genieße den Prozess des Erschaffens deines idealen Rückzugsorts oder deiner Trauminsel. Vielleicht fühlst du dich auch in der Vorstellung eines Panikraums sicher – alles ist erlaubt.
4. Wenn du den Eindruck hast, dass alles so ist, wie du es dir wünschst, verbringe eine Weile dort und genieße den Anblick, die Düfte, die Geräusche und das, was du fühlen und schmecken kannst.
5. Mach dir bewusst, dass du dieses Paradies jederzeit aufsuchen kannst, wann immer du es brauchst. Dieser Ort gehört dir allein. Hier kannst du dich in vollkommener Sicherheit entspannen und mit neuer Energie befüllen. Spüre deinen Empfindungen nach. Wie fühlt sich dein Körper hier an? Welche Gefühle besuchen dich hier? Präge dir alles gut ein und versprich dir selbst, dir diesen Ausflug regelmäßig zu gönnen.

Diese Übung kann dir abends dabei helfen, dich in den Schlaf hineinzuentspannen. Nutze sie zunächst am besten regelmäßig zur selben Tageszeit, damit sich eine gewisse Routine aufbauen kann. Erst wenn du den Eindruck hast, dass du dich innerhalb weniger Minuten in das Bild hineinentspannen kannst, kannst du es auch in Situationen vor deinem inneren Auge erscheinen lassen, wenn du angespannt bist oder von Wiedererleben gequält wirst. Geh dabei am besten schrittweise vor. Es braucht Zeit und Geduld, bis sich der Körper daran gewöhnt, in bestimmten Situationen entspannen zu dürfen.

Übung: Packe deine Verletzungen in einen Tresor

Diese Übung dürfte mittlerweile ebenso bekannt sein wie die vorherige. Sie wird häufig für Menschen genutzt, die unter einer Traumafolgestörung, also auch Wiedererleben, leiden. Sie könnte sich also auch gut für dich eigenen. Teste sie einige Male in einem entspannteren Zustand und packe zu Beginn eher weniger belastende Erlebnisse in den Tresor. Übe dich also ein wenig in dieser Vorstellung, bevor du diese auch für überwältigende Erinnerungen nutzt.

1. Schließ die Augen und atme einige Male tief ein und aus. Entspanne dich, so gut es geht. Du kannst dafür eine Entspannungstechnik deiner Wahl nutzen oder der Anleitung in der vorangegangenen Übung folgen.
2. Stell dir vor, vor dir steht ein schwerer und großer Tresor aus japanischem Stahl. Massive Wände und zahlreiche Schlösser schützen all das, was du hineinlegst. Ist er einmal geschlossen, ist es nicht mehr möglich, ihn zu öffnen, auch nicht mit Schweißbrennern oder sonstigen Werkzeugen. Nur du hast einen Schlüssel. Stell dir den Tresor so detailreich wie möglich vor.
3. Lege nun deine Erinnerungen und Gefühle hinein, von denen du dich eine Zeitlang befreien möchtest. Stell dir vor, du könntest mit einem Zauberstab jede belastende Erinnerung an einem Faden aus deinem Kopf ziehen und diesen in einem Gefäß verstauen, das du in den Tresor legst. Verschließe ihn und stell dir dabei möglichst lebendig vor, wie du die Schlösser aktivierst. Kannst du es klicken und piepsen hören? Siehst du Lampen, die rot aufleuchten, wenn du den Mechanismus auslöst? Wenn alles gut verschlossen ist, kannst du den Tresor mit einem Stahlseil umwickeln oder ihn mit Beton übergießen, um absolut sicherzugehen, dass der Inhalt nicht wieder ungefragt zum Vorschein kommt.

4. Versenke nun diesen schweren Tresor mit einem Kran in einen tiefen See oder im Meer. Sieh dabei zu, wie er untergeht und bis ganz auf den Grund hinabsinkt. Viele Kubikmeter Wasser liegen über ihm und machen es unmöglich, ihn ohne deine Hilfe wieder an die Oberfläche zu holen.

Selbstverständlich kannst du auch bei dieser Übung deiner Fantasie freien Lauf lassen. Wenn dir ein anderes Bild besser gefällt, wandle es nach deinen Bedürfnissen ab. Sei kreativ!

Übung: Projiziere deine Erinnerungen auf eine Leinwand

Es gibt ein weiteres Vorstellungsbild, das dir helfen kann. Stell dir vor, du könntest belastende Szenen auf eine Leinwand werfen, als würden sie wie ein Film abgespielt werden. Du selbst sitzt in einiger Entfernung vor der Leinwand und schaust zu. Nun hast du verschiedene Möglichkeiten, dich innerlich von dem zu entfernen, was dich belastet:

- Lass den Film in Schwarz-Weiß ablaufen.
- Verändere die Bildqualität: Du kannst die Schärfe reduzieren oder das Licht dimmen.
- Übe dich darin, den Film zu stoppen und ihn wieder anlaufen zu lassen.
- Schalte den Ton aus oder verringere die Lautstärke.
- Verändere die Geschwindigkeit, sodass der Film im Schnelldurchlauf oder in Zeitlupe abgespielt wird.
- Ersetze die Figuren der Szene durch Comicfiguren und höre, wie sie in ihren charakteristischen Stimmen sprechen.

Vielleicht findest du noch mehr Möglichkeiten, deinen Film so zu verändern, dass du dich innerlich immer weiter von dem Geschehen auf der Leinwand entfernst. Das hat den Vorteil, dass sich deine Gefühle und deine Stressreaktionen langsam beruhigen können.

Nach dieser Art von Distanzierungsübungen ist es oft hilfreich, sich anschließend einer Tätigkeit zu widmen, die ein gewisses Maß an Aufmerksamkeit erfordert. So kannst du deinen Fokus gezielt auf etwas im Hier und Jetzt lenken. Eine körperliche Aktivität, bei der du deine Körperkraft brauchst, eignet sich möglicherweise besonders gut, um dich nun wieder wirksam zu fühlen und eventuelle Angst vor erneuten unangenehmen inneren Zuständen bewältigen zu können.

Kindheitserfahrungen erkennen und überwinden

Wie du bereits weißt, kann sich die Anhäufung von Kränkungserfahrungen mikrotraumatisch auswirken. Wann wir uns gekränkt fühlen, hängt dabei vor allem davon ab, wann einer unserer wunden Punkte getroffen wird, der in den meisten Fällen bereits in der Kindheit oder Jugend entstanden ist.

Es hilft also, wenn wir verstehen, wie wir zu dem Menschen geworden sind, der wir heute sind. Das schafft Orientierung und stärkt unsere Fähigkeit, mit uns selbst mitzufühlen. Es geht dabei nicht darum, sich in Selbstmitleid zu suhlen, obwohl auch das ein erster Schritt in Richtung Selbstmitgefühl sein kann. Es geht auch nicht darum, Eltern oder anderen Bezugspersonen Vorwürfe zu machen oder einen „Schuldigen" zu finden. Es geht nur darum, Entlastung zu finden in der Tatsache, dass wir in die Person, die wir heute sind, hineingewachsen sind, auch durch die Erfahrungen, die wir als Kind gemacht haben.

Wir tragen weder Schuld noch Verantwortung dafür. Das nachvollziehen zu können entlastet sehr. Zu verstehen, dass wir nicht „schwach" sind oder gar „falsch", kann uns ein klein wenig versöhnen mit den Dingen, die wir gerne anders hätten. Dann sind wir auch eher bereit dazu, die Verantwortung dafür zu übernehmen, Veränderungen anzupacken, die zum jetzigen Zeitpunkt möglich sind. Lass uns also gemeinsam beginnen, dich selbst besser zu verstehen.

Welche Wunden trägst du in dir?

Frühe Wunden sind diejenigen Verletzungen, die dich bis ins Erwachsenenalter hinein begleiten, wenn niemand bei dir war, der sie hätte heilen können. Jeder von uns trägt Wunden in sich. Manche davon sind tiefer, andere gleichen eher einer leichten Schürfwunde.

Dass wir Verletzungen in uns tragen, die noch nicht abgeheilt sind, ist ein gängiger Zustand des Menschseins. Wir sind nicht perfekt und werden es auch nie sein. Das Gute daran: Nicht die vollkommene Unversehrtheit bildet eine starke Widerstandskraft, sondern die Erfahrung, verletzlich zu sein und Wunden mit der Unterstützung von liebevollen Menschen so versorgen zu können, dass man darüber hinwegkommen kann. Dann bildet sich die Art von Stärke, die Zuversicht, Selbstwert und Vertrauen schafft. Denn dann weißt du, dass du überwinden kannst, was auch immer geschehen mag.

EIN WICHTIGER HINWEIS

Weil du im Vorhinein nicht wissen kannst, welche Situation dein Gedächtnis abrufen wird, möchte ich dich bitten, die Zeitstrahl-Übung erst dann zu machen, wenn du dich stabil genug dafür fühlst bzw. dich mithilfe der vorangegangenen Stabilisierungsübungen bereits ein wenig geerdet, sicher und unterstützt fühlst.

Falls du bereits weißt, dass du auf sehr belastende und sogar traumatische Ereignisse stoßen könntest, möchte ich dich bitten, diese Übung nur in Begleitung eines Psychotherapeuten zu machen. Er wird dir helfen können, falls du in eine starke Stressreaktion oder Dissoziation fällst.

Übung: Reise auf einem Zeitstrahl in die Vergangenheit

Diese Vorstellungsübung kann dir dabei helfen, frühere Erlebnisse aufzuspüren, die dich verletzt haben und noch heute belasten, bewusst oder unbewusst. Suche dir dafür einen ruhigen Ort und einen Zeitraum, in dem du ein bis zwei Stunden nur für dich hast, damit du nach der Übung genügend Spielraum hast, dich wieder ins Hier und Jetzt zurückzuholen.

1. Entspanne dich in deinen Körper hinein und atme einige Male tief ein und aus.
2. Erinnere dich nun an eine Situation, in der du dich vor Kurzem verletzt oder gekränkt gefühlt hast. Was hast du dabei empfunden? Wie hat sich dein Körper angefühlt? Wie alt fühlst du dich gerade? Halte diese Gefühle fest und spüre ihnen nach.
3. Wenn du die Empfindungen gut in dir spüren kannst, stell dir einen Zeitstrahl vor, den du nun ganz langsam zurückgehst. Als würde dein Leben rückwärts ablaufen. Du kannst dir auch dich selbst vorstellen, wie du vor dir stehst und immer jünger wirst. Lass dein Bauchgefühl entscheiden, bei welchem Alter oder in welchem Jahr dir etwas widerfahren ist, was genau dieselben Gefühle in dir geweckt hat. Lass dich von deinen Gefühlen leiten, die dich belasten. Wann in deiner Vergangenheit hast du dich schon einmal so gefühlt wie jetzt gerade?
4. Warte ein wenig ab, bis du eine Situation vor dir siehst, in der du dich genauso belastet gefühlt hast wie im Augenblick. Was siehst du? Wer war bei dir? Wo warst du?
5. Schau dir an, was damals geschehen ist, als würde ein Film vor dir abgespielt werden: Nutze alle Möglichkeiten aus der Übung „Projiziere deine Erinnerungen auf eine Leinwand“ (siehe S. 130), um dich zu distanzieren und einzuwirken, falls es dir zu viel wird. Du kannst den Film auch anhalten, sobald du erkannt hast, welche früheren Erfahrungen mitverantwortlich dafür sind, dass du heute diese Verletzlichkeit in dir trägst, die dich immer wieder hilflos, traurig, enttäuscht, wütend oder ängstlich fühlen lässt.

6. Lass die Bilder nun langsam verblassen und gehe an deinen inneren sicheren Ort. Nach diesem Erlebnis kann es eine Weile dauern, bis du ihn klar und deutlich vor dir sehen kannst. Lass dir also Zeit und gib nicht zu schnell auf. Es wird dir guttun, jetzt ein wenig aufzutanken, dich sicher und geborgen zu fühlen und zu wissen, dass jetzt im Augenblick alles in Ordnung ist. Verweile ein wenig dort und atme dabei immer wieder tief ein und aus. Entspanne dich und mach dir bewusst, dass diese frühere Erfahrung vorbei ist. Heute kannst du für dich und dein Wohl sorgen und selbst entscheiden, was du tun möchtest.
7. Öffne deine Augen, strecke dich und atme noch einmal durch. Nutze die Möglichkeiten der Stabilisierung aus dem Kapitel „Sorge für Stabilität", um dich wieder im Hier und Jetzt zu verorten. Tue etwas für dich, was dich sicher und wohlfühlen lässt. Belohne dich ausgiebig für deinen Mut und schenke dir Mitgefühl.

Auf diese Art und Weise kannst du verstehen lernen, weshalb du in manchen Situationen vielleicht besonders kränkbar bist. Oder warum du dich in bestimmten Situationen schnell einsam, verlassen oder verunsichert fühlst, obwohl es realistisch betrachtet vielleicht keinen Sinn macht oder die Gefühle stärker ausfallen, als sie dieser Situation entsprechen würden.

Deine wunden Punkte zu kennen, macht es einfacher, mit ihnen umzugehen. Wenn du verstanden hast, weshalb du manchmal verletzlich bist, fällt es dir vielleicht auch leichter, dich in diesen Mustern erst einmal anzunehmen und mit dir mitzufühlen. Das macht es wesentlich leichter, später andere Lösungen zu finden, etwa das „Nachbeeltern", das ich dir auf S. 137 vorstelle.

Was hat dein früheres Ich erlebt?

Dein Mitgefühl für dich selbst liegt mir sehr am Herzen. Es ist der Schlüssel, den du brauchst, um dich auf den Weg zu machen. Damit kannst du die ersten schweren Fesseln ablegen, die dich im Moment noch in deiner aktuellen Lebenssituation und deinem Zustand festhalten. Deshalb nehmen wir uns gemeinsam ein wenig Zeit, dein Verständnis für dich selbst weiter auszubauen. Jetzt öffnen wir den Blick auch für Erlebnisse und Menschen in deiner Lebensgeschichte, die einen stärkenden Einfluss auf dich hatten.

Wenn dir dieser Perspektivwechsel auf unterstützende Erfahrungen noch schwerfällt, kannst du die folgende Übung an verschiedenen Tagen und vielleicht sogar zusammen mit Menschen nachgehen, die dich gut kennen und denen du vertraust. Lass die Utensilien, die du dafür brauchst, möglichst einige Tage an Ort und Stelle liegen, damit du immer wieder einen Blick darauf werfen kannst. Dein Geist wird sich Mühe geben, sich damit ausführlicher zu beschäftigen. Vielleicht sendet dir dein Unbewusstes sogar einige erhellende Erinnerungen oder Träume, wenn du gerade gar nicht damit rechnest. Sport kann übrigens dabei helfen, den Geist für unerwartete Eingebungen und hilfreiche Perspektivwechsel zu öffnen – ich spreche aus eigener Erfahrung!

Übung: Eine Lebenslinie gestalten

Für diese Übung brauchst du einige Gegenstände, die zum einen weniger schöne und zum anderen schöne Erlebnisse symbolisieren können. Das können beispielsweise Flusssteine für belastende Erlebnisse sein oder Blumen, Fotos, Erinnerungsgegenstände, Teelichter und Heilsteine für alles, woran du dich gern erinnerst. Außerdem brauchst du einige Schnüre oder Seile, die aneinandergelegt deine Lebenslinie verdeutlichen.

Unterteile deine bisherige Lebensspanne in mehrere Zeitabschnitte: bis drei Jahre, die Kindergartenzeit, die Grundschule, die weiterführende Schule, die Ausbildung oder das Studium – und fortlaufend weiter in Abschnitten von fünf bis zehn Jahren. Selbstverständlich kannst du die Phasen auch so einteilen, wie es dir übersichtlich und hilfreich erscheint.

Sobald du die Zeiträume festgelegt hast, kannst du sie mithilfe von Post-its auf der Schnur markieren. Dann nimm dir ausreichend Zeit, um in die einzelnen Lebensabschnitte einzutauchen. Solltest du beispielsweise nicht viel über deine Situation im Kleinkindalter wissen, kannst du bei Familienangehörigen nachforschen, was aus deren Sicht möglicherweise Einschneidendes geschehen sein könnte – sowohl im negativen als auch im positiven Sinne –, und wie sie dich damals erlebt haben.

Stell dich dann neben die Schnur zu dem jeweiligen Abschnitt, schließe die Augen und spüre nach. Beantworte dir folgende Fragen, um dich auf die jeweiligen Lebensphasen einzustimmen und deine Gedanken und Gefühle zu sortieren:

- Wenn du heute an diese Zeit zurückdenkst, welche Gefühle zeigen sich in dir?
- Welche Gefühle waren damals deine häufigen Begleiter? Würdest du diese Gefühle sprechen lassen, welcher Satz käme dir in den Sinn?
- Welche Personen hatten damals Bedeutung für dich? Wer hat Einfluss auf dich gehabt? Wer hat dir gefehlt?
- Welche besonderen Ereignisse sind damals vorgefallen, die dich belastet oder gestärkt haben? Mit wem hast du diese Erfahrungen gemacht?
- Wer hat dich dabei unterstützt, schwierige Erlebnisse zu verarbeiten?

- Was hast du aus diesen Erfahrungen gelernt? Welche negativen Glaubenssätze sind dabei in dir entstanden oder gestärkt worden? Welche positiven Glaubenssätze konntest du dadurch in dir entwickeln?
- Gibt es einen tieferen Sinn für dein weiteres Leben, den du dieser Erfahrung zusprechen möchtest? Welche Gefühle und Empfindungen spürst du in dir, wenn du dir diese Erkenntnis bewusst machst?

Für jedes Erlebnis, an das du dich erinnerst, kannst du ein Symbol auswählen und es neben der entsprechenden Stelle der Schnur platzieren. So hast du später im Blick, welche Meilensteine deinen Weg markieren. Alle Erkenntnisse, die dir ein stärkendes und ermutigendes Gefühl schenken, kannst du schriftlich festhalten. Trage sie in ein eigens dafür vorgesehenes Tagebuch ein, damit du dich später immer wieder damit bestärken kannst.

Diejenigen Erfahrungen, die in dir belastende Gedanken und Gefühle auslösen und von denen du dich in deinem Leben noch heute eingeschränkt fühlst, brauchst du nicht zwingend aufzuschreiben. Du hast sie mit Sicherheit im Gedächtnis abgespeichert. Lediglich dann, wenn du die Aufzeichnungen dazu nutzen möchtest, diesen Erlebnissen nach und nach einen Sinn zu geben oder du damit dein Selbstmitgefühl stärken willst, können Notizen dich dabei unterstützen. Achte jedoch darauf, dass du nach jedem Durchlesen negativer Erfahrungen anschließend immer noch denjenigen Erkenntnissen nachspürst, die dich stärken und dich zuversichtlich fühlen lassen.

Wie du dich „nachbeelterst"

Wenn du frühere Fotos von dir betrachtest, was siehst du dann in deinen Augen? Wie geht es dem kleinen Mädchen oder dem kleinen Jungen? Welche Gefühle bewegen sie oder ihn? Was hat er oder sie sich damals am meisten gewünscht? Woran hatte er oder sie Freude?

Wenn du so über dein früheres Ich nachdenkst, kannst du dann spüren, wie ein kleines Fenster in deinem Herzen aufgeht? Vielleicht empfindest du ein wenig Wärme in deinem Brustkorb oder du kannst spüren, wie es dir damals ergangen ist. Viele meiner Patienten und Patientinnen mögen die Arbeit mit dem inneren Kind sehr gerne, manche haben Schwierigkeiten damit, einen Zugang zu finden. Auch das ist vollkommen in Ordnung. Wenn du für dich den Eindruck hast, dass dir diese Art der Vorstellungsübungen nicht zusagt, dann kannst du dich darauf fokussieren, dich selbst mitfühlend zu bestärken, dir selbst zuzuhören und dich wie eine gute Freundin zu begleiten und zu ermutigen.

Sabine profitierte sehr von der Arbeit mit dem inneren Kind. Wir machten häufig Übungen, in denen sie ihr früheres Ich in einer dieser vielen Situationen vor sich sah, in denen sie sich traurig und einsam gefühlt hatte. Dann wandte sie sich dem kleinen Mädchen zu, umarmte es und erzählte ihm, dass sie sich jetzt um es kümmern werde. Sie kümmerte sich liebevoll um sie und stellte sich vor, wie sie ihr immer wieder alles vor Augen führte, was sie zu einem starken, wissbegierigen, freundlichen und überaus liebenswerten Mädchen machte. Sie versuchte, ihr die Ängste zu nehmen und sie zu ermutigen, etwas Neues auszuprobieren.

Immer dann, wenn Sabine in ihrem Leben verunsichert war oder sich minderwertig fühlte, nahm sie innerlich Kontakt auf mit ihrer Kleinen und nahm sich einen Moment Zeit, nachzusehen, wie es ihr gerade ging. Dann hielt sie inne, um ihr früheres Ich zu fragen, was sie denn brauche, um sich wieder ein wenig sicherer und zuversichtlicher zu fühlen. Auf diese Weise gelang es Sabine immer häufiger, sich neuen Situationen zu stellen und sich insgesamt sehr viel verbundener mit sich selbst zu fühlen.

Übung: Triff dein inneres Kind

Beginne mit einer kleinen Entspannungsreise, in der du an deinen sicheren Ort reist. Genieße dort einige Minuten in vollkommener Ruhe. Mach dir bewusst, weshalb du dein früheres Ich gerne treffen möchtest. Begib dich in dein heutiges Ich, indem du dir bewusst machst, was dich heute von deinem früheren Ich unterscheidet.

1. Sobald du dich innerlich bereit dafür fühlst, kannst du dir vorstellen, wie du dein inneres Kind freundlich zu dir einlädst. Warte eine Weile ab und achte auf all deine Empfindungen und das, was du vor deinem inneren Auge sehen, hören, riechen oder spüren kannst.
2. Sobald sich dir ein Bild deines inneren Kindes offenbart, kannst du darauf achten, welche Körperhaltung es einnimmt, ob es dich ansieht oder wie sein Körper zu deinem positioniert ist, welchen Gesichtsausdruck es hat und was du in seinen Augen erkennen kannst. Atme dabei tief ein und aus und lasse alles auf dich wirken.
3. Achte auf deine Impulse. Was möchtest du jetzt am liebsten tun oder sagen? Möchtest du vielleicht wissen, wie es deinem kleinen Mädchen oder Jungen geht? Möchtest du ihm einige ermutigende Worte zukommen lassen? Möchtest du es umarmen? Gib deinem Impuls nach und beobachte, was nun geschieht.
4. Wenn es dir möglich ist, unterhalte dich eine Weile mit deinem inneren Kind. Was bewegt es? Was braucht es von dir, um sich ein wenig wohler, sicherer und geborgener zu fühlen? Oder spüre deinen Impulsen nach, was du als Nächstes tun oder sagen möchtest. Stell dir dabei vor, wie du als heutige erwachsene Person versuchst, ihm eine wohlwollende Stütze zu sein, so wie du es früher gebraucht hättest.
5. Schließe die Übung ab, indem du noch etwas gemeinsam mit deinem früheren Ich unternimmst. Vielleicht möchtet ihr gemeinsam ein Eis essen, schwimmen gehen oder mit Lego spielen. Wenn es zu dir und deiner Erfahrung passt, kannst du ihm mitteilen, dass du es nun öfter besuchen möchtest und dir Mühe gibst, dich in Zukunft um es zu kümmern, damit es sich bei dir wohl und sicher fühlen kann.

EIN WICHTIGER HINWEIS

Falls du bei dieser Übung Impulse spürst, die du als nicht hilfreich empfindest und die dich vielleicht sogar erschrecken, empfehle ich dir, diese Übung erst einmal ruhen zu lassen, bis du den Eindruck hast, dass du dich in deinem Alltag bereits gut um dich selbst kümmern kannst. Natürlich kannst du auch einen Psychotherapeuten aufsuchen, um dich bei der Arbeit mit dem inneren Kind unterstützen zu lassen.

Je nachdem, welche Erfahrungen du früher mit deinen Bezugspersonen gemacht hast, kann es schwierig sein, sich in der Vorstellung ein Bild von deinem früheren Ich zu machen. Es kann also sein, dass du nichts siehst, aber vielleicht einen gefühlsmäßigen Eindruck davon gewinnst, wie es dir früher ergangen ist. Womöglich kannst du die Anwesenheit deines inneren Kindes fühlen. Auch damit kannst du arbeiten. Ebenso kann die Vorstellung deines früheren Ichs unangenehme Gefühle in dir auslösen.

Manche Menschen fühlen sich durch das Bild ihres inneren Kindes abgestoßen oder sogar angeekelt. Das zeigt, wie belastet sie aufgewachsen sind. Denn nichts anderes hat mehr geholfen, die schlimmen Erfahrungen zu bewältigen, als die Schuld dafür in sich selbst zu sehen.

Wenn du spürst, dass du deinem inneren Kind am liebsten überhaupt nicht begegnen möchtest, könnte das ein Anzeichen dafür sein, dass du dich durch dessen Gefühle überwältigt fühlen könntest und dich davor fürchtest. Das ist in Ordnung. Dann fahre zunächst damit fort, dich weiter zu stabilisieren und deine Widerstandskraft zu stärken.

Wie du in dein Erwachsenensein kommst

Vor allem in jenen Situationen, in denen wir uns verletzt fühlen, fallen wir manchmal unbemerkt in eine Zeit zurück, in der wir uns ähnlich gefühlt haben. In diesen Momenten fühlen, denken und handeln wir wieder genau so, als wären wir wieder so jung wie damals, als wir eine schmerzhafte Erfahrung gemacht haben. Wir können uns also tatsächlich und nicht nur sprichwörtlich auch als Erwachsene noch wie ein dreijähriges Kind verhalten.

Erkennen können wir dieses Zurückfallen in ein früheres Ich unter anderem daran, dass wir unsere Gefühle deutlich intensiver und überwältigender wahrnehmen als es realistisch gesehen der aktuellen Situation entsprechen würde. Auch treten in diesen Fällen verstärkte Stressreaktionen auf, die wir körperlich spüren können. Unsere Problemlösefähigkeit, also auch unsere Handlungsmöglichkeiten, schrumpfen auf das Maß zusammen, über das wir in dem jeweiligen Alter verfügen konnten.

Wäre es nicht überaus hilfreich, wenn wir erkennen könnten, wann wir in alte Kindheitsmuster fallen und uns sogar bewusst zurück in einen erwachsenen Funktionsmodus bringen könnten? Um dir das mit der Zeit zu erarbeiten, gebe ich dir im Folgenden Möglichkeiten für dein tägliches Training an die Hand.

Übung: Stärke deinen Erwachsenen-Modus

Der erste Schritt liegt darin, dir deiner erwachsenen Eigenschaften und Fähigkeiten bewusst zu werden. Die Übung „Fühle deine Wertigkeit“ aus dem Kapitel „Erkenne deine Stärken“ kann dich dabei unterstützen (siehe S. 120). Nutze deine Notizen dazu, um dich immer wieder in dein erwachsenes Ich hineinzufühlen und dir selbst von außen dabei zuzusehen, wie du alltägliche Dinge erledigst. Spüre der Sicherheit bewusst nach, die du dabei empfindest, wenn du die Wäsche machst, etwas kochst oder die Spülmaschine einräumst.

Der zweite Schritt liegt darin, dich auch in unangenehmeren Situationen bewusst in deine Erwachsene hineinzuversetzen. Das kann dir gelingen, indem du dir folgende Fakten vor Augen führst:

- dein aktuelles Alter
- deine Wohnsituation
- deine Familien- und Beziehungsstatus
- deine berufliche Ausbildung
- deine täglichen Aufgaben
- sonstige Ausbildungen (z. B. Führerschein)
- deine bisherigen Erfolge und Errungenschaften (auch überstandene Krisenzeiten)

Achte darauf, dass du dabei möglichst konstruktiv bleibst. Falls du gerade arbeitslos bist oder darunter leidest, dass du gerade keinen Partner oder keine Partnerin hast, mach dir beispielsweise bewusst, dass das auch schon anders war. Zusätzlich kannst du deinen Körper aufrichten und dein Kinn ein klein wenig anheben. Spüre in deine Größe und deine Kraft hinein. Übe dich wenn möglich täglich darin, mindestens einmal bewusst in einen erwachsenen Funktionsmodus zu kommen, und belohne dich dafür, wenn es dir gelungen ist.

Im dritten Schritt geht es darum, mit der Zeit zuverlässiger zu erkennen, dass du in den Modus des inneren Kindes gefallen bist. Das eindrücklichste Merkmal ist wohl die Intensität deiner Gefühle, die du in diesen Augenblicken wahrnehmen kannst. Möglicherweise erkennst du ihn aber auch an einem inneren Erstarren oder einem aktiven Flucht- oder Angriffsmodus, in den du in diesen Momenten fällst.

Am Anfang kann es hilfreich sein, diese Zustände erst einmal zu identifizieren und langsam herauszuarbeiten, woran du sie erkennen kannst. Dazu frage dich, wie eine Person in dieser Situation reagiert hätte, die du als vernünftig handelnden Menschen einschätzt. Versuche aber dabei, möglichst gnädig mit dir zu bleiben und nicht ins Gericht mit dir zu gehen. Auch vernünftig handelnde Menschen verlieren hin und wieder ihre Nerven. Das ist nichts Ungewöhnliches.

- Sobald du dich einigermaßen sicher fühlst, diese Zustände zuverlässig zu erkennen, kannst du daran arbeiten, dich in diesen Momenten auszubremsen. Bevor du also etwas tust oder sagst, versuche einen Moment innezuhalten.
- Verlasse die Situation wenn möglich für eine Weile und atme einige Mal tief ein und aus. Vielleicht möchtest du auch eine Atemübung machen oder deine stärksten Gefühle erst einmal herauslassen, indem du weinst, fluchst oder gegen ein Kissen schlägst.
- Fühlst du dich wieder ein wenig ruhiger, kannst du darüber nachdenken, was gerade diesen Zustand in dir ausgelöst haben könnte.
- Prüfe deine Gedanken an der Realität, indem du Argumente dafür und dagegen sammelst. Könnte es alternative Erklärungen geben? Könnte es sich um ein Missverständnis handeln?
- Schlüpfe bewusst ins Erwachsensein (Schritt zwei) und überlege dir, was du jetzt Sinnvolles tun oder sagen könntest. Möchtest du zuerst einmal klären, ob du diese Situation richtig verstanden hast? Willst du der beteiligten Person sagen, wie du dich fühlst?
- Was brauchst du, um das tun zu können? Welchen Satz könntest du dir sagen, der dich dazu ermutigt?

Sollte es dir schwerfallen, in diesem Moment in den Erwachsenenmodus zu gelangen, ist vielleicht vorher eine Arbeit mit dem inneren Kind hilfreich. Stell dir beispielsweise vor, wie du dein inneres Kind zu dir holst und es tröstest. Erkläre ihm, dass du mit ihm mitfühlst und es jetzt bei dir in Sicherheit ist. Mach ihm klar, dass du nun als Erwachsener die Verantwortung übernimmst und diese Situation klären wirst. Es kann dir dabei aus einiger Entfernung zusehen oder sich solange an deinen inneren sicheren Ort zurückziehen, damit es sich vollkommen sicher fühlt.

Wie du mit Kränkungen und Konfliktsituationen erwachsen und konstruktiv umgehen kannst, erfährst du in den Kapiteln „Kränkungen überwinden" (siehe S. 189) und „Konflikte ansprechen" (siehe S. 215).

Mit späteren Lebenserfahrungen umgehen

Starten wir zunächst damit, deine aktuelle Situation unter die Lupe zu nehmen. Verschaffe dir einen Überblick über alle deine Beschwerden.

Übung: Welche Beschwerden beeinträchtigen dich?

Erstelle eine Liste. Schreibe jeweils dazu, wie häufig und intensiv du diese Beschwerden empfindest und seit wann du sie ungefähr beobachtest. Du kannst eine Skala von 0 bis 10 nutzen, um die Intensität zu bewerten. Markiere diejenigen Symptome, die dich in deinem Alltag, deinem Beruf oder im Familienleben besonders stark beeinträchtigen.

Die folgende Abbildung zeigt, wie so eine Liste am Beispiel von Martina aussehen könnte. Die Auslöser kannst du ergänzen, wenn du dir im zweiten Schritt darüber bewusst wirst, in welchen Situationen die Beschwerden besonders stark oder weniger stark auftreten.

Beschwerden	Intensität	Häufigkeit	Beginn	Auslöser
Durchschlafstörung mit frühem Erwachen und teilweise Albträume	7	jede dritte Nacht	März	Gedankenkreisen über schlimme Erlebnisse vor dem Einschlafen
Panikattacken mit körperlichen Reaktionen (Herzrasen, Schwitzen, zitternde Beine und Hände, Schwindel, Atemnot)	10	alle zwei bis drei Tage	Mai	im Supermarkt, viele Menschen auf der Straße, kritischer Blick eines Arbeitskollegen, baldige Projektabgabe

Beispiel: Auflistung von Beschwerden

Eine solche Liste kann dich ein wenig entlasten: Indem du einen Überblick über das gewinnst, was dir im Moment schwerfällt, schaffst du ein wenig Ordnung. Du weißt jetzt ganz genau, was du verändern möchtest. Das gibt dir schon einmal ein wenig Orientierung. Gleichwohl kann sich durch solch eine Liste auch der Eindruck verstärken, dass es absolut nichts mehr in deinem Leben gibt, was sich gut anfühlt. Dann möchte ich dir ans Herz legen, die Übungen im Abschnitt „Kultiviere Freude und Entspannung“ zu wiederholen, bevor du deine Beschwerden genauer analysierst. Die dort beschriebenen Aufgaben werden dir dabei helfen, wieder ein wenig in Balance zu kommen und dich zu stabilisieren.

Für den Fall, dass du im Moment den Eindruck hast, dass dich beispielsweise Gefühle wie Niedergeschlagenheit, innere Unruhe oder Anspannung gleichbleibend stark in deinem Alltag belasten, empfehle ich dir, genau diese Gefühle zu tracken. Du kannst dafür spezielle Apps, beispielsweise MindDoc, nutzen, mit denen du nicht nur regelmäßig deine Stimmung protokollieren kannst, sondern auch auf dich zugeschnittene Tipps, Informationen und Auswertungen erhältst. Tipps findest du im Anhang auf S. 233. Oder du notierst dir handschriftlich jeden Abend, wie sich deine Stimmung über den Tag hinweg verändert hat. Schreibe auch auf, was du getan und gedacht hast, um eventuelle Zusammenhänge erkennen zu können.

Zu Beginn kann es noch schwierig sein, ein Schwanken in den Gefühlen und der Stimmung wahrzunehmen. Besonders in einem angespannten Moment mag es dir erscheinen, als hättest du dich bereits den gesamten Tag so gefühlt. Dann teste aus, ob es dir leichter fällt, kleine Nuancen in der Intensität von unangenehmen Gefühlen und Empfindungen zu erkennen, wenn du mehrmals täglich Protokoll führst, wenn also der Zeitraum überschaubarer ist.

Ebenfalls hilfreich ist es, wenn du dich dieser Aufgabe dann widmest, wenn du gerade nicht in einer hohen Anspannung oder in einem besonders intensiven Gefühl feststeckst. Denn dann kann die Wahrnehmung davon eingetrübt und Gedanken auf ein bestimmtes Thema eingeengt sein. Anhand des Trackings kannst du erkennen, dass nicht alles in deinem Leben schiefläuft und du dich nicht in jeder Situation durch deine Symptome belastet fühlst.

Martina erkannte auf diese Weise, dass ihre Unruhe über den Tag hinweg schwankte und abhängig davon war, was sie gerade tat. War sie beispielsweise in Gedanken damit beschäftigt, welche schlimmen Situationen sie bei der Arbeit mit ihren Kolleginnen erlebt hatte, nahm ihre Anspannung regelmäßig zu. Teilweise litt sie dann unter Panikattacken. War sie jedoch mit Tätigkeiten im Haushalt beschäftigt oder mit ihrem Mann gemeinsam spazieren, sank ihre Anspannung auf ein mittleres Niveau ab.

Durch die täglichen Stimmungsprotokolle gewann sie einen Überblick, welche Aktivitäten geeignet waren, um sich ein wenig zu entspannen, und welche Gedankengänge sie sehr belasteten. Sie fühlte sich motiviert, ihre Erkenntnisse zu nutzen, um in Zukunft bewusste Entscheidungen zu treffen und achtsam einzugreifen, wenn sie sich innerlich unruhig fühlte. Schritt für Schritt übernahm sie wieder die Verantwortung dafür, dass es ihr besser ging, widmete sich wieder häufiger ihrem Hobby, dem Aquarellmalen, und fühlte sich schließlich wieder wirksam in ihrem Leben.

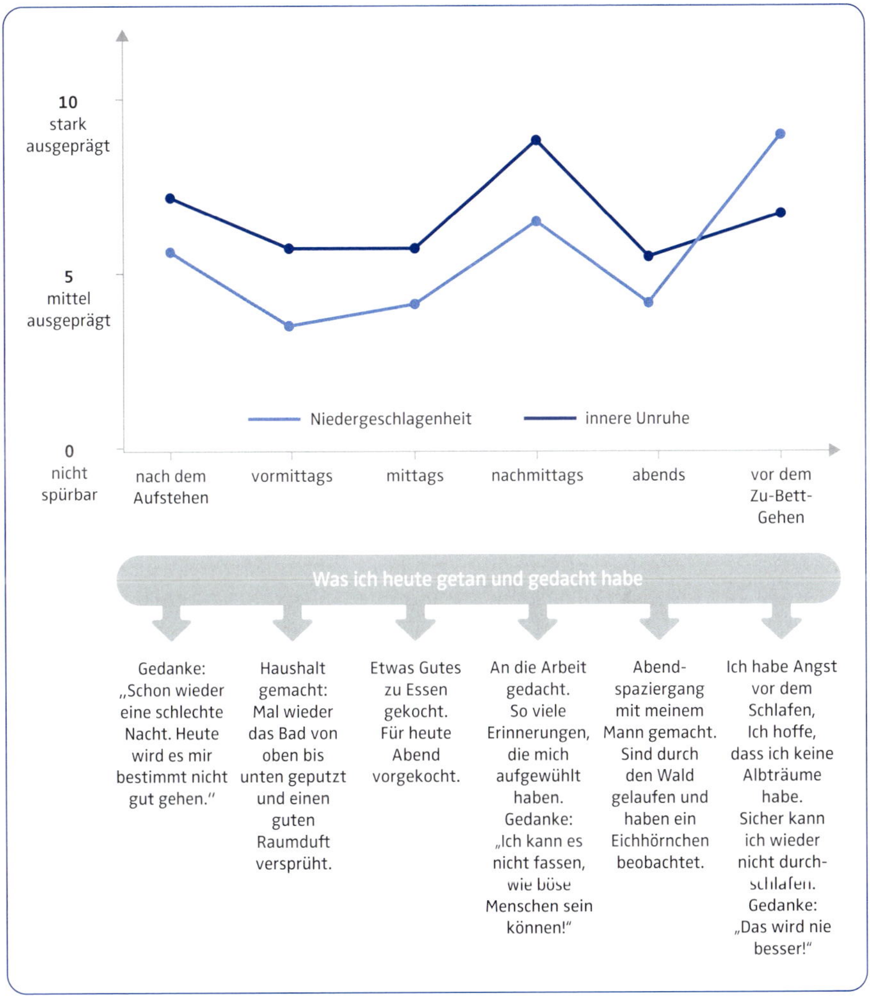

Beispiel für ein Stimmungsprotokoll

Auslöser für Schmerzreize entdecken

Nachdem du einige Zeit deine Symptome getrackt hast, wird sich deine Beobachtung für spezifische Merkmale einer Situation und für deinen Umgang mit ihnen schärfen. Damit du diese Details identifizieren kannst, empfehle ich dir, konkret aufzuschreiben, in welchen Situationen du die Symptome wahrnimmst und welche Gedanken dir dabei durch den Kopf gehen.

Übung: Starke Gefühle aufschlüsseln

Halte so viele Details wie möglich fest, beispielsweise die Uhrzeit, was du gerade getan oder gedacht hast, mit wem du zusammen warst und wo du dich gerade aufgehalten hast. Vielleicht gibt es auch bestimmte Gerüche, Geräusche oder Aussagen, die in dir eine Reaktion hervorgerufen haben. Besonders wenn es um Auslöser geht, ist eine nachträgliche Beschäftigung damit oft schwierig. Deshalb empfehle ich dir, dir in jenen Situationen, in denen du starke Gefühle wahrnimmst, direkt mit der Beobachtung zu beginnen und dir diese in einem kleinen Notizheft oder einer App zu notieren.

Wenn du beispielsweise spürst, wie sich ein Gefühl der Wut in dir aufbaut, frage dich:

- Wie ist es gerade dazu gekommen?
- Was habe ich gerade getan?
- Was ist mir gerade durch den Kopf gegangen?
- Was verärgert mich konkret?

Auslöser können sowohl in unserem Umfeld auf uns einwirken als auch aus unserem Inneren stammen. Eine externe Ursache für ein starkes Wutgefühl könnte beispielsweise ein Autofahrer sein, der dir die Vorfahrt nimmt. Die Wutreaktion ist jedoch wiederum von deinen Bewertungen abhängig. Bist du beispielsweise gerade tiefenentspannt, könntest du denken: „Gut, dass ich achtsam war und sofort reagieren konnte. Naja, ist mir auch schon mal passiert.“ Dann ist dein Wutgefühl möglicherweise weniger stark ausgeprägt oder überhaupt nicht spürbar.

Bist du dagegen sehr angespannt oder hast es vielleicht eilig, dann könnte dir Folgendes durch den Kopf gehen: „Was fällt denn dem ein? Gibt denn hier keiner auf mich acht? Hätte ich nicht gebremst, wäre das ein schlimmer Auffahrunfall geworden! Wieso machen das die Leute immer bei mir?“ In diesem Fall wirst du ziemlich sicher ein heißes Wutgefühl spüren, das von unten nach oben durch deinen Körper jagt und dir die Nackenhaare aufstellt. Übrigens, jetzt hilft Fluchen ganz gut, um der ärgsten Spannung Luft zu machen.

Du siehst, es ist nicht zweifelsfrei zu bestimmen, ob nun ein äußerer oder innerer Auslöser die Ursache für eine emotionale Reaktion darstellt. Vielmehr hängen beide eng miteinander zusammen. Letzten Endes ist es in den allermeisten Fällen deine Sichtweise und Bewertung, die darüber entscheidet, ob deine emotionalen Funktionen aktiviert werden oder eher ruhig bleiben. Es sei denn, der Reiz und deine Reaktion sind durch frühere einschneidende Erfahrungen fest miteinander verbunden. Dann lösen sie, wie bereits beschrieben, eine direkte und reflexhafte Reaktion in dir aus.

Es gibt aber auch Situationen, in denen nur innere Auslöser zu einer Stressreaktion führen. Beispielsweise dann, wenn du gerade über etwas nachdenkst. Stell dir vor, du erinnerst dich an einen Spaziergang durch eine gut besuchte Fußgängerzone, bei dem du plötzlich über deine eigenen Füße gestolpert und vor aller Augen auf dem Boden gelandet bist. Falls du so etwas Ähnliches schon einmal erlebt hast, wirst du jetzt vielleicht einen kurzen Moment erleben, in dem du dich peinlich berührt fühlst, obwohl du gerade möglicherweise ganz gemütlich in einem Liegestuhl liegst und alles so weit in Ordnung ist.

Allein die Erinnerung an schwierige Erfahrungen bringen Gefühle in uns zum Vorschein, die mit der aktuellen Situation überhaupt nichts zu tun haben müssen. Allerdings ist die Qualität und Quantität der Gefühle wiederum davon abhängig, wie du dieses Erlebnis verarbeitet hast. Hast du beispielsweise die Situation als lustig in Erinnerung, weil du dich nach deinem Sturz köstlich mit einer Freundin darüber amüsieren konntest, dann wirst du vielleicht weniger Scham empfinden und noch einmal lachen können. Hast du es für dich als absolut peinliche Situation abgespeichert, die du nie wieder erleben möchtest, dann spürst du wahrscheinlich intensivere Scham.

Wenn wir erkennen, welche äußeren und inneren Situationen Symptome verstärken oder mildern, gelingt es uns leichter, uns selbst und unsere Reaktionen zu verstehen. Wenn wir nämlich verstehen, welche Situationen und Gedanken in uns Stress verursachen, können wir damit beginnen, nach Bewältigungsmöglichkeiten zu suchen.

Sabine führte in den ersten Wochen der Therapie Buch über ihre Essanfälle. Sie notierte sich, wann sie was und wie viel gegessen hatte, was sie zuvor gedacht und gefühlt hatte und in welchen Situationen sie sich jeweils befand. Dabei wurde ihr immer klarer, dass sie jedes Mal, nachdem sie Kontakt mit ihrer Mutter hatte, eine heftige Essattacke erlebte.

Auslösend waren vor allem ihre Gedanken und Gefühle, die sie während und auch nach Telefonaten und persönlichen Treffen beobachtete. Sie fühlte sich meist nicht gesehen, alleingelassen, benutzt und minderwertig. Oft dachte sie, dass ihre Mutter sie wie der letzte Dreck behandelte, und fühlte dabei Trauer, Enttäuschung und Wut. Dann griff sie in die Süßigkeitenschublade und aß so lange, bis sie sich entlastet fühlte. Denn das war es, was die Essattacken kurzfristig bewirkten: eine Minderung ihrer unangenehmen Gefühle.

In der Arbeit mit dem inneren Kind fand Sabine schließlich eine gesunde Alternative, die ihr die Möglichkeit gab, sich selbst zu trösten und ihre Gefühle konstruktiv zu regulieren.

Denkmuster entlarven

Im Durschnitt denken wir etwa 80.000 Gedanken pro Tag. Eine ganze Menge also. Das meiste davon bekommen wir nicht bewusst mit. Die Gedanken plätschern eher im Hintergrund vor sich hin und können dennoch auf unsere Stimmung und unsere Gefühle einwirken. Aus diesem Grund wollen wir in diesem Schritt nun den Scheinwerfer auf das lenken, was dir den lieben langen Tag durch den Kopf geht, denn: Was wir denken, bestimmt mit, was wir fühlen und tun. Unsere Gedanken bestimmen auch mit, wie kränkbar und damit wie anfällig wir für Mikroverletzungen sind.

Durch die bisherigen Listen hast du vielleicht schon einen Eindruck davon bekommen, wie du gedanklich auf bestimmte Situationen reagierst. Hast du schon entdeckt, welche Gedanken dir besonders häufig ganz automatisch durch den Kopf gehen, wenn du mit einer bestimmten Situation konfrontiert wirst? Daraus kannst du vermutlich schon ein wenig herauslesen, was du über dich, andere Menschen und die Welt denkst. Nun wollen wir das noch ein wenig mehr herausarbeiten. Starten wir am besten bei deinen Glaubenssätzen. Hierzu schlage ich dir eine kleine Übung vor.

Übung: Identifiziere deine Glaubenssätze

Setze dich in Ruhe hin und nimm dir ein Blatt Papier. Schreibe die folgenden drei Satzanfänge darauf und lass dazwischen genügend Raum, damit du die Sätze jeweils mit dem ergänzen kannst, was dir dazu spontan einfällt. Arbeite aus dem Bauch heraus, ohne allzu viel darüber nachzudenken.

- „Ich bin …“
- „Andere Menschen sind …“
- „Die Welt ist …“

Wenn du damit fertig bist, lass dir diese Sätze für die nächsten Tage immer mal wieder durch den Kopf gehen. Prüfe, wie oft sie dich in deinem Denken, Fühlen und Handeln beeinflussen und ob du dich durch diese Gedanken unterstützt fühlst, das zu tun, was du gerne tun möchtest.

Sind diese Gedanken hilfreich? Gewinnst du durch sie neue Einsichten, die du nutzen kannst, um etwas zum Besseren zu verändern? Bremsen sie dich eher aus oder fühlst du dich durch sie motiviert? Wenn du magst, kannst du dir auch jeweils einen Strich hinter denjenigen Satz machen, der dich in einer bestimmten Situation besonders begleitet hat. Damit verschaffst du dir einen Überblick darüber, wie dich deine Glaubenssätze in deinem Leben steuern. Du erkennst also, mit welcher Brille du dich selbst, andere und die Welt betrachtest und was das mit dir macht.

Martina erkannte mithilfe dieser Aufgabe schockiert, dass sich ihr Denken seit der Mobbingsituation bei der Arbeit vollkommen verändert hatte, zumindest was ihre Gedanken bezüglich anderer Menschen und der Welt betrafen. Früher war sie automatisch davon ausgegangen, dass andere Menschen ihr wohlgesonnen waren und dass sie von ihnen Freundlichkeit, Respekt und Unterstützung erwarten konnte. Doch nun hatte sich in ihr der Eindruck verstärkt, dass sie Vorsicht walten lassen müsse und anderen Menschen keinesfalls vertrauen dürfe. Andere seien nur auf ihren eigenen Vorteil bedacht und könnten unter Umständen sogar bösartig sein.

Auch von der Welt insgesamt erwartete sie nichts Gutes mehr. War sie früher noch davon überzeugt gewesen, dass nach jedem Regen auch wieder die Sonne scheint, so sah sie heute die Welt in trüben Farben. Sie hatte kein Vertrauen mehr darin, dass es auch schöne Erlebnisse und Überraschungen geben würde, an denen sie sich freuen konnte.

Martina war entsetzt darüber, als sie erkannte, wie sehr sich ihre Erwartungen verändert hatten und wie stark diese Gedanken sie in ihrer Stimmung, ihrem Wohlbefinden und ihrer Lebensgestaltung beeinträchtigten. In ihr wuchs der Wunsch, ihre alten Einstellungen zurückzugewinnen, um ihr Leben wieder aktiv und bewusst in die Hand nehmen zu können.

Vielleicht geht es dir ähnlich wie Martina. Vielleicht entdeckst du, dass du heute andere Erwartungen oder Gedanken hast als noch vor deinen Erfahrungen mit einem Mikrotrauma. Das wäre tatsächlich nicht überraschend. Denn ein Mikrotrauma kann sich bis tief in deine Gedanken hinein auswirken und deine Gesundheit auf diese Weise aus dem Hintergrund beeinträchtigen, ohne dass dir das bewusst ist. Deshalb ist es besonders wertvoll für deinen weiteren Weg, diese Übung zu machen. Aber auch wenn du keine Veränderungen zu früher feststellst, entdeckst du vielleicht einige Glaubenssätze, die du gerne verändern möchtest. Das werden wir im Abschnitt „Mit neuen Erfahrungen Glaubenssätze verändern“ (siehe S. 196) gemeinsam angehen.

Gefühle als Botschafter unserer Bedürfnisse

Wusstest du, dass deine Gefühle kleine Botschaften dafür sind, wie es um deine Bedürfnisse bestellt ist? Bedürfnisse sind uns im Alltag oft nur selten bewusst. In der Regel denken wir nicht darüber nach, was wir gerade brauchen könnten, um uns wohlerzufühlen. Zumindest dann, wenn wir noch nicht routiniert darin sind, uns bewusst immer wieder uns selbst zuzuwenden und uns selbstfürsorglich um uns zu kümmern.

Das liegt unter anderem daran, dass wir im Alltag häufiger damit beschäftigt sind, unsere Umgebung wahrzunehmen, um uns auf Veränderungen einzustellen oder um ein bestimmtes Ziel zu erreichen. Würden wir jederzeit bewusst wahrnehmen, welches Bedürfnis in uns gerade gestillt werden möchten, könnten wir in unserem Handeln ausgebremst werden. Wir würden uns möglicherweise bewusst werden, dass wir gerade ein großes Bedürfnis nach Erholung und Entspannung haben, uns gleichzeitig aber auch gerne wertvoll und geschätzt fühlen wollen. Manche Menschen empfinden diese Bedürfnisse als gegensätzlich. Dadurch, dass sie sich nur dann wertvoll fühlen, wenn sie gute Leistung liefern, können sie nicht gleichzeitig auch einmal Ruhe geben und sich entspannen. Sie stecken also in einem Dilemma.

Wenn wir für innere Konflikte noch keine gesunde Lösung gefunden haben, neigen wir dazu, sie zu verdrängen, um nicht in einem unangenehmen Spannungsgefühl durch den Tag gehen zu müssen. Wenn dadurch jedoch immer wieder wichtige Grundbedürfnisse unbeachtet bleiben und nicht gestillt werden, leiden unser Wohlbefinden und unsere mentale Gesundheit langfristig darunter. Aus diesem Grund ist es sinnvoll, unsere Gefühle als Botschafter unserer Bedürfnisse zu nutzen. Sie sind für uns leichter wahrnehmbar, denn nicht selten lösen sie auch körperliche Empfindungen und Handlungsimpulse aus.

Unsere Grundemotionen sind Wut, Angst, Traurigkeit, Freude, Ekel, Überraschung und Verachtung.[73] Manche Forscher zählen auch Scham und Schuld zu den Basisemotionen. Diese grundlegenden Gefühlsqualitäten können eine Vielfalt an Nuancen erzeugen, die wir den Basisemotionen zuordnen können.

In der folgenden Abbildung gebe ich dir einen Überblick über die verschiedenen Emotionen und deren Abwandlungen. Du kannst sie für dich nutzen, um besser einschätzen zu können, welche grundlegende Emotion dich in manchen Situationen bewegt. Anschließend kannst du leichter herausfinden, mit welchem Bedürfnis diese Emotion verknüpft ist.

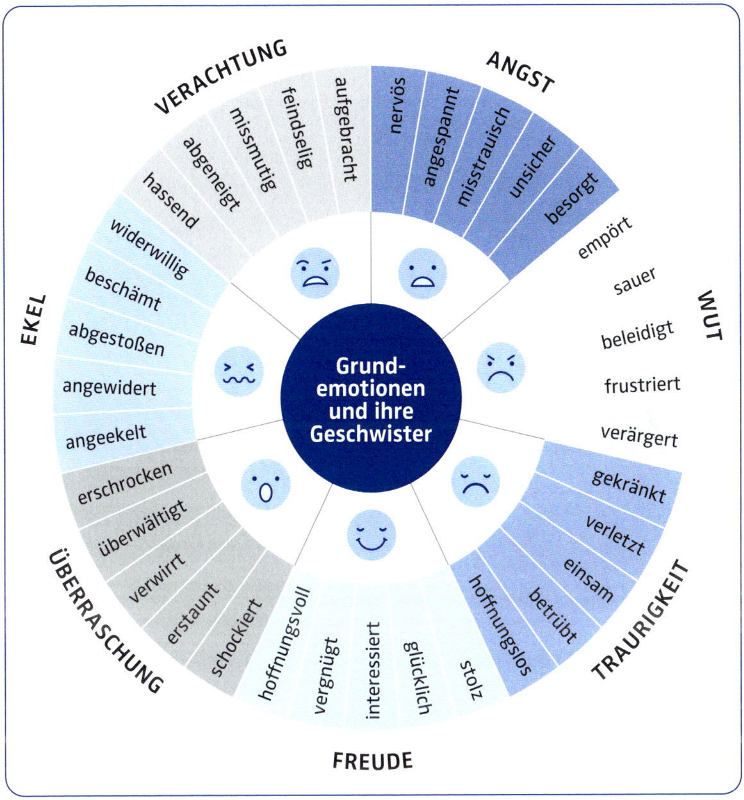

Grundsätzlich erleben wir unangenehme Gefühle dann, wenn Bedürfnisse nicht gestillt sind, die in einer inneren oder äußeren Situation aktiviert werden. Fühlst du z. B. beim Anblick eines Hundes Angst, ist das ein Zeichen dafür, dass in dir das Bedürfnis nach körperlicher Unversehrtheit und Sicherheit aktiviert wurde. Du möchtest sichergehen, dass dir nichts geschieht. Wirst du wütend, weil du dich von einer Person entwertet fühlst, ist das ein Hinweis darauf, dass deine Grenzen überschritten wurden, dein Selbstwertgefühl in Gefahr ist und du dieses schützen möchtest.

Angenehme Gefühle erleben wir in Situationen, in denen wichtige Bedürfnisse gestillt wurden. Sie geben uns also Rückschlüsse darüber, welche unserer Strategien zumindest kurzfristig nützlich sind, um unsere Bedürfnisse zu befriedigen. Die Betonung liegt hierbei auf kurzfristig, denn wie du weißt: Ob Strategien auch langfristig sinnvoll sind, hängt davon ab, ob du langfristig mit Nebenwirkungen zu rechnen hast.

Mithilfe der folgenden Abbildung kannst du dir einen Überblick darüber verschaffen, was deine Gefühle dir mitteilen können.

Gefühl		Bedürfnis
Einsamkeit	→	Ich will mich verbunden fühlen.
Traurigkeit	→	Ich brauche Trost.
Wut	→	Ich möchte mich abgrenzen, mich durchsetzen, meine Meinung äußern, mich zeigen.
Scham	→	Ich möchte den Eindruck haben, dass ich in Ordnung bin.
Angst	→	Ich möchte mich sicher fühlen.
Schuld	→	Ich möchte mich sozial verträglich verhalten.
Neid	→	Ich möchte das erreichen, was andere erreicht haben.

Gefühle zeigen dir deine Bedürfnisse

Vielleicht merkst du anhand der Beispiele, dass es einen Unterschied macht, ob du in einem Gefühl stecken bleibst oder ob du dir bewusst machst, was dieses Gefühl dir zeigen möchte. Wenn uns bewusst wird, welches Bedürfnis gerade in uns aktiv ist, fällt es uns leichter, uns von diesem Gefühl zu distanzieren. Unser Frontalhirn, also die Schaltstation unseres Verstandes, wird aktiv, während unser limbisches System, also die Schaltzentrale für emotionale Funktionen, ein wenig heruntergefahren wird. Das ermöglicht uns, klare Gedanken zu fassen und so auch konstruktive Lösungen zu finden. Wir beginnen, uns Gedanken darüber zu machen, was wir jetzt brauchen könnten und was wir dafür tun können, um ein Bedürfnis zu stillen. Wir suchen nach Lösungen, anstatt uns mit einem quälenden Gefühl zu beschäftigen.

Übung: Wenn unangenehme Gefühle auftreten

Wenn du ein unangenehmes Gefühl in dir spürst, frage dich:

- Was würde ich mir jetzt wünschen?
- Was brauche ich, um mich wieder wohlerzufühlen?
- Wenn ich die freie Wahl hätte, was würde ich dann am liebsten tun?
- Wozu würde ich das am liebsten tun?
- Was möchte ich mit dieser Handlung erreichen?
- Worum geht es mir?
- Was ist das gegenteilige Gefühl zu dem, welches ich gerade empfinde?
- Ist es das, was ich jetzt gerne fühlen würde?
- Was sagt dieses Gefühl über mein aktuelles Bedürfnis aus?

GEFÜHLE BEOBACHTEN

Übe dich darin, deine Gefühle zu untersuchen und die versteckten Bedürfnisse dahinter zu erkennen. Da dies keine leichte Aufgabe darstellt, lass dir bitte Zeit dabei. Es ist nicht immer einfach, starke Gefühle zu beobachten. Denn sie lösen meist den Wunsch in uns aus, das Gefühl so schnell wie möglich „weghaben" zu wollen. Das ist vollkommen menschlich. Wenn es dir also in manchen Situationen schwerfällt, das Gefühl unter die Lupe zu nehmen, empfehle ich dir, das Gefühl und die Situation zu notieren, in der es entstanden ist und später noch einmal darauf zurückzukommen, wenn du dich wieder etwas beruhigt hast.

Das Bedürfnisrad

Damit du einen Überblick über mögliche Bedürfnisse gewinnst, gebe ich dir noch eine Abbildung an die Hand, die du für dich nutzen kannst: die psychischen Grundbedürfnisse (modifiziert nach Klaus Grawe[74], einem bekannten Psychotherapieforscher). Ausgehend von den grundlegenden Bedürfnissen, die jedem Menschen auch als erwachsene Person innewohnen, können untergeordnete Bedürfnisse aktiviert werden, die schon ein wenig mehr zur konkreten Handlung auffordern können. Das Bedürfnis nach Zugehörigkeit beispielsweise lässt dich vielleicht eher Ideen dafür entwickeln, was du tun könntest, um dich wieder als Teil einer Gemeinschaft zu fühlen, als wenn du das allgemeinere Bedürfnis nach Bindung betrachtest. Versuche, wann immer möglich, dich darin zu üben, deine Bedürfnisse zu erkennen.

Auf dieser Grundlage wirst du deine Empfindungen und deine Handlungen mit der Zeit immer besser verstehen und nachvollziehen können. Und noch ein kleiner Hinweis: Verschaffe dir auch einen Überblick über jene Bedürfnisse, die sich immer wieder melden, und jene, die du schon zuverlässig ohne größere Nebenwirkungen befriedigen kannst.

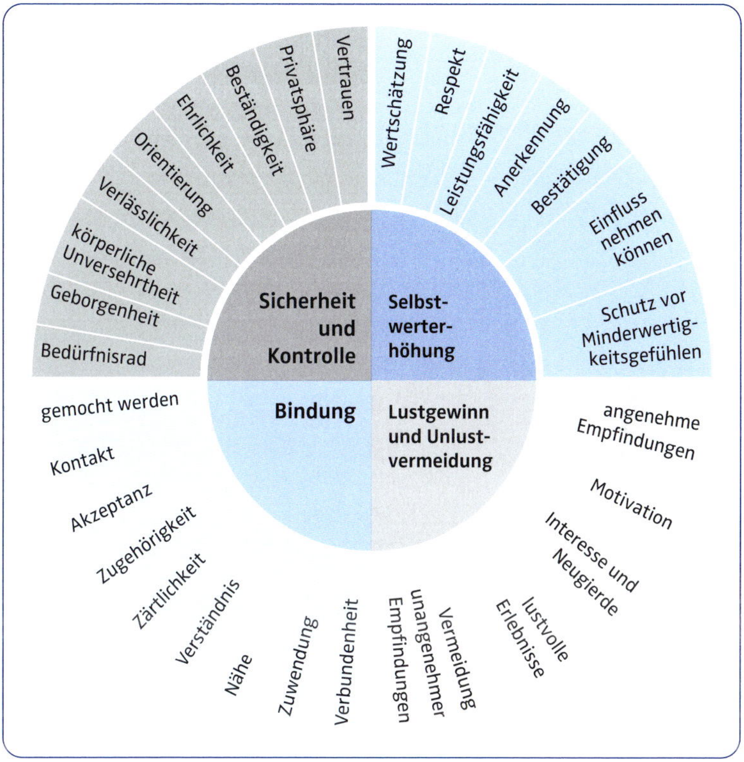

Übung: Erkenne deine Verhaltensmuster

Bevor du etwas verändern kannst, sehen wir uns an, wie du im Augenblick mit schwierigen Situationen umgehst, wie du Probleme löst und wie du mit Gedanken, Gefühlen und inneren Konflikten umgehst.

Auch hier hilft es, schriftlich festzuhalten, was du beobachtest. Achte also auf Situationen in deinem Alltag, in denen du dich überfordert, belastet oder unzufrieden mit deinen Empfindungen und Verhaltensweisen fühlst. In der folgenden Abbildung siehst du, was du dir notieren kannst, um möglichst viele Erkenntnisse zu gewinnen.

Situation	Gedanke	Gefühl	Was ich getan habe	Was sich danach verändert hat
Ich sage meiner Frau, dass sie unserem Sohn kein neues Handy kaufen soll, solange er nicht in die Schule geht und zu Hause nicht mithilft. Sie sagt, ich sei schon wieder viel zu laut und sollte mich heraushalten.	Ich hätte nichts sagen sollen. Mein Ton war schon wieder daneben.	Schuldgefühl, Scham (8 auf einer Skala von 0 bis 10)	Ich bin aus dem Raum gegangen. Sitze allein im Wohnzimmer und starre an die Decke. Denke darüber nach, wie falsch ich mich verhalte.	Fühle mich noch schlechter. Fühle mich hilflos und so, als wäre ich der schlechteste Ehemann und Vater.

Verhaltensmuster erkennen

1. Gedankenmuster erkennen: Aus deinen Aufzeichnungen kannst du möglicherweise bereits erkennen, welche automatischen Gedanken dir in bestimmten Situationen durch den Kopf gehen. Du wirst dir also bewusst darüber, wie du wiederkehrende Situationen für gewöhnlich bewertest und was das dann mit dir macht. Du weißt ja, Gedanken und vor allem Bewertungen lösen Gefühle aus. Anhand deiner Notizen kannst du also herausfinden, welche automatischen Gedanken zu welchen Empfindungen führen, und bist damit später in der Lage, diese Gedanken einer Prüfung zu unterziehen, damit du dein Empfinden mit der Zeit regulieren kannst.

2. Handlungsmuster erkennen: Um festzustellen, wie sich deine Handlungen auf die Situation und deine Empfindungen auswirken, ist es besonders wichtig, dass du dir anschaust, was sich nach deinen Handlungen verändert. Was ändert sich kurzfristig und was ergibt sich möglicherweise über längere Zeit hinweg, wenn du dieses Verhalten regelmäßig anwendest? Gehst du beispielsweise öfters joggen und fühlst dich dabei kräftig, energiegeladen und kannst deine Gedanken sortieren, dann wäre das eine sehr konstruktive Handlung, denn auch langfristig wirkt sich regelmäßiges Laufen positiv auf deine mentale und körperliche Gesundheit aus. Das wäre also eine Win-win-Situation für dich. An manchen Tagen oder bei schlechtem Wetter musst du dich dagegen vielleicht sehr motivieren, um dir die Sportschuhe anzuziehen und dich nach draußen zu bewegen. Du fühlst dich vielleicht zuerst unmotiviert, träge und wenig lustvoll.

Bleibst du deiner Routine treu, wird sich das jedoch positiv auswirken. Auch Handlungen, bei denen du zunächst eine unangenehme Situation aushältst, um trotzdem auf lange Sicht einen Benefit für deine Gesundheit oder dein Wohlbefinden zu erreichen, sind konstruktiv. Leider sind die meisten konstruktiven Verhaltensweisen kurzfristig mit unangenehmen Empfindungen verbunden. Doch es zahlt sich aus, diese in Kauf zu nehmen.

Hannes erlebte seine Angelausflüge als entspannend. Er war manchmal sogar richtig glücklich, wenn er frühmorgens auf den nebelbehangenen See hinausblickte und die Stille um sich herum genoss. Diese Augenblicke waren für ihn eine Auszeit von all den Streitigkeiten zuhause. Mit seiner Hundedame neben sich und der Angel in der Hand konnte er durchatmen, sich auf die wunderschöne Landschaft konzentrieren und all seine Sorgen vergessen.

Langfristig war für ihn das Angeln ebenso wirksam wie eine Entspannungstechnik für andere. Es half ihm dabei, seine Stressreaktionen zu lindern und sich etwas zu regenerieren. Allerdings kostete es ihn immer wieder große Überwindung, das Familienauto für seine Ausflüge zu nutzen, obwohl seine Frau damit durchaus einverstanden war. Er fühlte sich oft schuldig, weil dann seine Frau einen zehnminütigen Fußweg zur Arbeit in Kauf nehmen musste, was für sie jedoch vollkommen in Ordnung war. Kurzfristig verstärkte sich also sein Stresserleben. Dennoch lernte Hannes mit der Zeit, den inneren Druck ein wenig zu reduzieren, um sich regelmäßig Auszeiten gönnen zu können. Er lernte, sich selbst darin zu bestärken und zu ermutigen, indem er sich bewusst machte: „Es ist okay, wenn meine Frau auch einmal etwas zurücksteckt. Dafür gebe ich ihr ebenso viel zurück. Wir dürfen gemeinsam Kompromisse finden, damit jeder von uns Bedürfnisse stillen kann.“ Dabei erkannte er, dass seine Frau sogar Freude daran hatte, ihm auch einmal einen Gefallen tun zu können.

Destruktive Verhaltensmuster aufdecken

Schauen wir uns nun an, wie du destruktive, also zerstörerische, ungesunde Verhaltensweisen erkennen kannst. Auch bei diesen ist es wichtig, sich deren Folgen auf dein Leben, deine Gesundheit und dein Wohlbefinden bewusst zu machen. Welche Konsequenzen hat es beispielsweise für dein Befinden und deine Lebensgestaltung, wenn du bei Langeweile öfter zum Smartphone greifst? Kurzfristig erlebst du dadurch vielleicht eine Entlastung, weil du nicht mehr gelangweilt bist. Langfristig fehlen dir dann aber möglicherweise wichtige Impulse, die gerade in einer langen Weile entstehen können. Außerdem erlebst du vielleicht eine Reizüberflutung durch die vielen Nachrichten, die auf deinem Handy stetig auf dich einprasseln. Vor allem die Folgen, die eine Handlung auf lange Sicht hat, entscheiden darüber, ob dieses Muster konstruktiv ist, das heißt, ob es deinem Wohlbefinden zuträglich ist.

Destruktive Verhaltensweisen erkennst du daran, dass ihre langfristigen Folgen ungesund für dich sind. Kurzfristig kannst du dich dagegen erleichtert fühlen, weil beispielsweise unangenehme Gefühle abklingen.

Übung: Identifiziere deine destruktiven Verhaltensmuster

Da du dich in der vorangegangenen Übung bereits vorwiegend mit jenen Situationen beschäftigt hast, die dich belasten, kannst du nun noch einmal konkretisieren, was du entdeckt hast. Schreibe dir also noch einmal auf, welche Auslöser zu welchen automatischen Gedankenmustern und in deren Folge zu welchen destruktiven Handlungsmustern führen.

Was macht eine Handlung eigentlich zum Muster? In der Psychotherapie spricht man von einem Verhaltensmuster, wenn ein Mensch in einer bestimmten Situation immer wieder ähnlich denkt, fühlt und handelt. Wenn du beispielsweise allein zu Hause bist (Situation) und dir außer lästiger Hausarbeit nichts einfällt, was du so allein mit dir selbst tun könntest (Gedanke), könntest du womöglich häufig Langeweile empfinden (Gefühl). Wenn du dann zum Smartphone greifst, wäre das eine deiner Strategien (Verhalten), um keine Langeweile mehr zu empfinden. Wiederholt sich das regelmäßig, können wir von einem Muster sprechen.

Vielleicht kannst du sogar Gemeinsamkeiten in den unterschiedlichen Situationen erkennen, die du bereits untersucht hast. Beispielsweise, welche Auslöser dich in der Regel gekränkt, wütend oder ohnmächtig fühlen lassen und durch welche Gedanken diese Gefühle in dir ausgelöst werden. Möglicherweise erkennst du, wie du gewöhnlich reagierst, wenn du dich so fühlst. Ob du eher in Angriff gehst oder dich zurückziehst und welche Folgen das für dich und diese Situationen hat.

Und so könnte das aussehen:

Gedankenmuster

Auslöser	→ Gedanke	→ Gefühl
Ich äußere eine abweichende Meinung. Meine Frau äußert ihren Ärger darüber.	Wenn ich meine Meinung äußere, gibt es Streitigkeiten. Daran bin ich selbst schuld.	Schuldgefühl, Scham

Handlungsmuster

Handlung

Ich ziehe mich zurück und mache mir Vorwürfe.

→ **Kurzfristige Konsequenz**

Erleichterung, weil ich dem Streit aus dem Weg gehen konnte.

→ **Langfristige Konsequenz**

Ich fühle mich einsam und unzulänglich. Die Konflikte mit meiner Frau verändern sich nicht.

Sabine erkannte dabei beispielsweise, dass sie sich nach ihren Essattacken kurzfristig weniger traurig, neidisch, enttäuscht oder wütend fühlte. Allerdings hielt diese Entlastung nur für einige Minuten an. Denn dann begann Sabine sich für ihre Essanfälle zu schämen, sich schuldig und minderwertig zu fühlen. Sie dachte, sie werde ihr Essverhalten nie in den Griff bekommen und immer noch mehr zunehmen. Dann gingen ihr Gedanken durch den Kopf wie beispielsweise: „Ich habe mich selbst überhaupt nicht im Griff. Meine Mutter hat recht. Ich bin faul und zu nichts zu gebrauchen.“ Langfristig verstärkten sich durch die Essanfälle Sabines Minderwertigkeitsgefühle, ihre Verletzlichkeit und Kränkbarkeit für herabwürdigende Kommentare ihrer Mutter nahmen zu.

Weil wir es als entlastend erleben, wenn unangenehme Gefühle abklingen, tun wir uns oftmals schwer damit, destruktive Verhaltensmuster zu verändern. Außerdem unterstützt das Belohnungssystem in unserem Gehirn jede Handlung, mit der wir einen unangenehmen Zustand abstellen können oder mit der wir uns kurzfristig wohlerfühlen – unabhängig davon, was wir mit dieser Handlung langfristig unserem Leben oder unserer Gesundheit antun. Unser Gehirn wird uns bei nächster Gelegenheit genau diese Handlung anbieten, um wieder diese angenehmen Gefühle empfinden zu können. Destruktive Verhaltensmuster werden also sehr leicht vom Feldweg zur dreispurigen Autobahn ausgebaut und schließlich immer mehr zum Automatismus. Wenn wir ungesunde Muster ablegen wollen, kommen wir nicht umhin, uns die negativen Folgen bewusst vor Augen zu halten.

Übung: Mach dir die Folgen deines Handelns bewusst

Möglicherweise wird dies nun eine der unangenehmsten Übungen in diesem Kapitel für dich. Dennoch möchte ich sie dir ans Herz legen. Wenn du etwas verändern möchtest, wird dir das nur gelingen können, wenn du genau weißt, was es zu verändern gilt. Also möchte ich dich liebevoll dazu auffordern, jetzt nicht zu kneifen. Schließe aber unbedingt die nächste Übung an, um dir danach wieder ein Gefühl von Hoffnung und Zuversicht zu schenken.

Markiere dir nun all die langfristig negativen Folgen deiner Verhaltensmuster, die du dir bisher aufgeschrieben hast. Wenn du magst, kannst du dir auch eine extra Liste anlegen, in der du sie dir nochmals einzeln notierst. Die Überschrift für eine solche Liste könnte dann lauten: „Was geschehen wird, wenn ich alles so belasse, wie es ist.“

Hannes erkannte beispielsweise, dass es für ihn nicht zielführend war, sich nach einer kurzen, schmerzhaften Auseinandersetzung mit seiner Frau zurückzuziehen und sich seinen trüben Gedanken zu überlassen. Obwohl er sich damit eine kurze Verschnaufpause verschaffen konnte, fühlte er sich langfristig nur noch weniger gesehen, verstanden und respektiert. Auch wenn es ihm große Angst einjagte, musste er dennoch lernen, mehr für sich einzustehen und die Konflikte mit seiner Frau aktiv anzugehen.

Wenn wir uns die langfristigen Folgen destruktiver Verhaltensmuster anschauen, können wir unsere Motivation stärken, etwas zu verändern. Damit wird es zwar nicht leichter, aber wir wissen, weshalb wir unsere Kraft dafür einsetzen, neue Wege zu suchen und diese Stück für Stück in unserem Alltag zu etablieren.

Einfach gesagt: Wir müssen also bewusst darüber nachdenken, ob uns der Eisbecher auch langfristig guttun wird oder ob wir stattdessen lieber zu Obst greifen oder eine Runde laufen gehen. Sei also nicht zu streng mit dir. In diesem Schritt haben wir uns nur darum gekümmert, dass du möglichst wertfrei beobachtest, wie du im Moment dein Leben gestaltest und welche Auswirkungen das auf dein Wohlbefinden hat.

Übung: Stärke dein Kontrollgefühl

Zum Ausgleich und zur Stärkung deines Kontrollgefühls notierst du nun diejenigen deiner Verhaltensweisen, die konstruktiv sind, bei denen du also den Eindruck hast, dass sie dich langfristig unterstützen und stärken.

Notiere dir also auch jene Verhaltensmuster, die dich zwar kurzfristig anstrengen, aber langfristig dafür sorgen, dass deine Stimmung gebessert und konstruktive Glaubenssätze in dir gestärkt werden. Damit gewinnst du einen guten Überblick darüber, was im Moment bereits hilfreich für dich ist und was du auf jeden Fall weiterverfolgen oder sogar noch öfter tun kannst.

Akzeptieren, was ist

Nachdem du dir nun deine Situation sehr genau angeschaut hast, einen Überblick über deine Beschwerden, die möglichen Zusammenhänge und deine zugrunde liegenden unerfüllten und erfüllten Bedürfnisse verschafft hast, möchte ich dich zunächst darin bestärken, diese Situation möglichst wertfrei anzunehmen. Ich weiß, das ist alles andere als leicht. Schließlich liest du dieses Buch vermutlich, weil du dich gerade absolut nicht wohlfühlst in deiner Haut oder insgesamt in deinem Leben.

Vielleicht hilft dir der Gedanke, dass Akzeptanz nicht bedeutet, dass du das, was ist, gut finden musst. Es ist vollkommen nachvollziehbar und absolut in Ordnung, wenn du dich belastet fühlst. Und du kannst diese Empfindung als gegeben annehmen: Ja, so ist das gerade. Das „Ja“ steht dabei nicht für „Das finde ich gut so“, sondern dafür, dass es eben im Moment so ist, wie es ist. Wenn du deine Situation also so siehst, wie sie sich dir darstellt, kannst du innerlich anerkennen, dass das eben dein momentaner Istzustand ist, mehr nicht.

Martina kämpfte lange um eine Möglichkeit, ihre Situation zum Besseren zu wenden. Innerlich steckte sie fest in dem Konflikt, etwas bewegen zu wollen, ihre Kontrolle zurückgewinnen zu wollen – und dennoch vollkommen ausgeliefert zu sein. Dadurch verstärkte sich ihre Anspannung ins Unerträgliche.

Als sie anerkannte, dass sie ihrer Arbeitssituation tatsächlich ohnmächtig gegenüberstand und nichts tun konnte, um sie zu verbessern, ließ die Anspannung endlich ein wenig nach. Sie begann, ihre Ohnmacht zu akzeptieren, und entdeckte, dass sie ein wenig Abstand zu diesem quälenden Gefühl herstellen konnte, wenn sie innerlich zu sich sagte: „Ja, so ist das. Ich fühle Ohnmacht in mir." Sie konnte wieder etwas freier atmen.

Das Gefühl der Ohnmacht war zwar noch zu spüren, aber sie hatte sich einen kleinen Raum geschaffen, in dem Platz für konstruktive Gedanken war. In diesem Raum betrachtete Martina ihre Situation von außen, ohne von intensiven Gefühlen überflutet zu werden. Auf diese Weise war es ihr schließlich möglich, eine wichtige Entscheidung zu treffen, die sie unglaublich erleichterte. Sie fand einen Weg, nicht mehr an den Arbeitsplatz zurückzukehren und diese Entscheidung nicht als Versagen zu bewerten, sondern als konstruktive Lösung.

In der Akzeptanz liegt die Kraft der Veränderung. Sie bedeutet nicht, dass wir die Situation so gutheißen, und genauso wenig, sie so zu belassen, wie sie ist. Akzeptanz bedeutet lediglich, den Istzustand bewusst wahrzunehmen und anzuerkennen, wie es gerade ist. Bevor wir überhaupt in die Verfassung gelangen, vernünftig über mögliche Lösungen nachdenken zu können, brauchen wir einen Raum in uns, der uns vor zu intensiven Gefühlen und Anspannung schützt. Wir brauchen Abstand von unseren Gefühlen und Empfindungen, indem wir sagen: „Ja, so ist das." Schaffen wir einen solchen Raum!

Übung: Versuche, deine jetzige Situation annehmen

Wenn es zu schwierig für dich ist, deine jetzige Situation so anzunehmen, wie sie ist, dann versuche zunächst festzustellen, was dich daran hindert.

Möglicherweise denkst du: „Das kann und will ich einfach nicht. So darf es nicht bleiben!" Dann versuche diesen Widerstand in dir anzunehmen. Versuche dir selbst zu sagen: „Ja, so ist es. Da ist ein großer Widerstand in mir. Ich möchte die Situation so nicht ertragen. So ist es." Vielleicht kannst du eine kleine Erleichterung darüber spüren, dass du deinen Widerstand ansiehst und ihn anerkennst.

Auf dieselbe Weise kannst du auch all deine unangenehmen Gefühle, deine Anspannung und deine Schwierigkeiten annehmen. Sieh sie dir an und erkenne an, dass du dich dadurch belastet fühlst. Erkenne an, dass du es gerade nicht leicht hast! Versuche Mitgefühl in dir zu wecken für das, was du gerade durchmachst.

Es ist in Ordnung, dich überlastet zu fühlen, keine Lösung parat zu haben oder nicht mehr weiterzuwissen. Spüre hinein, auch wenn es dir wehtut. Jetzt im Moment braucht dein Inneres erst einmal die Nachricht, dass du siehst, wie es dir geht, und du anerkennst, was es mit dir macht. Lass dir Zeit dabei. Es ist nicht leicht, „Ja, so ist es" zu etwas zu sagen, was solch große Schmerzen in dir hervorruft.

Wie du Symptome managst

Nachdem du nun einen Überblick über deine Beschwerden und die möglichen Zusammenhänge in deinem Alltag gewonnen hast, können wir damit beginnen, neue Wege für dich zu suchen: Damit du austesten kannst, was dir bei überwältigenden Gefühlen helfen kann, wie du mit kränkenden Aussagen umgehen kannst und wieder mehr Vertrauen in dich hast und damit du weißt, dass du etwas tun kannst.

Im Folgenden geht es darum, was du ausprobieren kannst, um die am häufigsten in Verbindung mit Mikrotraumata auftretenden Gefühle der Angst, Wut und Ohnmacht zu bewältigen. Außerdem findest du einige Vorschläge, wie du dich bei dissoziativen Zuständen unterstützen kannst. Ebenso wichtig ist es, dich in kleinen Schritten daran zu gewöhnen, dass es da draußen immer wieder Situationen geben wird, die du nicht in der Hand hast. Du lernst schrittweise, Gefühle von Unsicherheit und Ohnmacht zu bewältigen, damit du diesen Gefühlen in Zukunft nicht mehr vollkommen aus dem Weg gehen musst. Nur so kann dein Radius, in dem du dich bewegst, wieder offener und flexibler werden. Weil Mikroverletzungen häufig kränkende Erfahrungen sind, teile ich einige Ideen mit dir, wie du in diesen Situationen reagieren und dich selbst wohlwollend unterstützen kannst.

Angst bewältigen

Angst ist ein Gefühl, das besonders leicht unser Stresssystem und unsere Instinkte aktiviert. Genau aus diesem Grund fühlt sie sich mit all den zugehörigen Körperreaktionen auch ausgesprochen quälend an. Tatsächlich soll das auch so sein. Immerhin soll uns dieses Gefühl in Alarmbereitschaft versetzen, damit wir schnell reagieren können, falls wir uns in einer gefährlichen Situation befinden. Deshalb schüttet der Körper bei Angstgefühlen Adrenalin und andere Botenstoffe aus. Das regt das Herz an, schneller und kräftiger zu schlagen, die Sinne werden geschärft und die großen Muskelgruppen mit Blut versorgt. Außerdem beginnen wir schneller zu atmen.

Das kann ziemlich unangenehme Folgen haben. Hast du schon mal vor lauter Angst Hitzewallungen gehabt oder einschneidende Schmerzen im Brustkorb oder einen starken Druck gespürt? Durch die schnellere und oberflächlichere Atmung arbeitet die Skelettmuskulatur zwischen den Rippen auf Hochtouren. Das kann einschneidende Spannungsschmerzen oder ein Druckgefühl im Brustkorb auslösen. Außerdem kannst du dich durch die veränderte Sauerstoffzusammensetzung im Gehirn benommen oder schwindlig fühlen. Der vermehrte Blutfluss kann heiß in deinen Kopf schießen, während die kleinen Blutgefäße in Händen und Füßen sich schließen und für kalte Finger und Zehen sorgen. Dir kann übel werden, weil deine Verdauungssysteme ihre Arbeit einstellen, um nicht unnötig viel Energie zu verbrauchen, die jetzt für deine großen Muskelgruppen bereitgestellt werden soll. Diese Art von Stressreaktion wird ausgelöst, sobald du dich intensiv vor etwas ängstigst.

Die wichtige Frage ist, wovor du dich fürchtest. Vermutlich hast du schon bemerkt, dass diese beklemmenden Angstzustände nicht nur dann über dich kommen, wenn du in der Klemme steckst oder gerade im Begriff bist, etwas Riskantes zu tun, sondern auch dann, wenn du realistisch gesehen gar keiner Bedrohung ausgesetzt bist, beispielsweise beim Einkaufen in einem gut besuchten Lebensmittelgeschäft. Sicher wünschst du dir, irgendeinen Weg zu finden, das unnötige Angstgefühl daran zu hindern, dich wie aus dem Nichts zu überfallen, oder es zumindest abzumildern, damit du wieder gelassen deinen Erledigungen nachgehen kannst.

Unser Leben kann durch Ängste sehr eingeschränkt werden. Zwar nicht direkt durch das Gefühl an sich, aber dadurch, dass wir dazu neigen, Erfahrungen zu vermeiden, in denen wir potenziell Ängste ausstehen müssten. Das ist menschlich. Wenn die Vermeidung aber überhandnimmt, kann es dazu kommen, dass die Angst dein Leben dirigiert und du dich nur noch in einem ziemlich keinen Spielraum bewegst. Das wäre wirklich schade und kann dich einer Menge beglückender und lehrreicher Erfahrungen berauben.

Ein Beispiel, das du vielleicht kennst: Du möchtest dich mit einem Freund im Café treffen und denkst schon einen Tag vorher daran, dass du dich in dem voll besetzten Raum unangenehm beobachtet fühlen wirst. Die Luft könnte ziemlich drückend sein und vielleicht sind ja sogar Kollegen da, die dir gerade das Leben schwermachen. Bei diesen Aussichten kriecht langsam ein bedrückendes Angstgefühl deine Kehle hinauf und du spürst, dass du die Verabredung am liebsten absagen möchtest.

So oder so ähnlich erleben das viele meiner Patienten und Patientinnen, oft sind sich die Betroffenen jedoch nicht bewusst, was konkret Angst in ihnen auslöst. Denn diese Katastrophenbilder sind häufig nur kleine Ausschnitte, die sofort in ein intensives Angstgefühl münden. Dann wählen die meisten Menschen die Handlungsoption „Vermeidung" und sind ziemlich erleichtert, wenn sowohl die Katastrophengedanken als auch die Angst endlich von ihnen ablassen.

Damit du das anders lösen kannst und dich nicht mehr zurückziehen musst, zeige ich dir nun einen Weg, wie du mit diesen Bildern umgehen kannst.

Übung: Denke deine Katstrophenbilder zu Ende

- Was denkst du, was geschehen wird, wenn du die geplante Situation aufsuchst? Zähle in allen Einzelheiten auf, was nacheinander geschehen könnte. Bleibe nicht bei einem Szenario stecken, sondern frage dich stets: Und was passiert dann?
- Überprüfe, wie wahrscheinlich deine Vorstellungen genauso eintreten werden, wie du sie dir ausmalst: Wie wahrscheinlich ist es, dass sich nacheinander genau das ereignen wird, was du dir vorstellst? Was müsste alles nacheinander vorfallen, dass es zu diesen Ereignissen kommt?
- Überlege dir, welche Möglichkeiten du hast: Was könntest du tun, wenn tatsächlich der Worst Case eintreten würde? Wer könnte dich unterstützen? Was bräuchtest du dann?
- Konzentriere dich auf die einzelnen Schritte, die du gehen müsstest, um dein aktuelles Ziel zu erreichen. Was könnte dich bei jedem dieser Schritte unterstützen? Was brauchst du dafür?

Geh immer alle Schritte nacheinander durch und nutze für die Realitätsprüfung deiner Katastrophengedanken ein Blatt Papier, auf dem du möglichst detailreich aufschreibst, was nacheinander geschehen müsste, damit es zu diesem katastrophalen Ausgang kommen könnte.

Das Aufschreiben hat den Vorteil, dass du dich ein wenig von deinen Angstgedanken lösen kannst, wenn du sie schwarz auf weiß vor dir siehst. So wird es dir leichterfallen zu erkennen, ob ein Gedanke realistisch klingt oder eher deiner regen Fantasie entspringt. Ebenso kannst du den dritten Schritt schriftlich erledigen. Das hilft dir dabei, bei der Sache zu bleiben. Außerdem kannst du deine Notizen anschließend mitnehmen, um notfalls darauf zurückzukommen, wenn du ein wenig Unterstützung brauchst.

ZU ENDE DENKEN

Das Zu-Ende-Denken ist ungemein hilfreich. Allerdings solltest du dich an dieser Stelle zwingen, die Schritte eins bis drei auch wirklich bis zum Ende durchzugehen. Denn bei Angstgefühlen ist der Impuls stark, alles, was dieses Gefühl auslösen könnte, zu vermeiden. Mit dieser Technik kannst du dich wieder ein wenig beruhigen, indem du dir nämlich bewusst machst, dass dein Szenario möglicherweise nicht sehr wahrscheinlich ist und du selbst dann noch Möglichkeiten hast, damit umzugehen.

Übung: Begleite und unterstütze dich liebevoll

Stell dir vor, du nimmst den Teil von dir an die Hand, der Angst vor einer Situation hat. Wie alt ist dieser Teil von dir? Fühle in deinen Bauch hinein und stell dir vor, du hättest dich oder auch dein früheres Ich vor dir stehen. Schau ihr oder ihm tief in die Augen und frage dich: Wie geht es meinem früheren Ich? Was könnte sie oder er jetzt von mir brauchen?

Falls das möglich ist, kannst du diesen Teil von dir in deiner Vorstellung auch direkt ansprechen und dich mit ihm unterhalten. Was würdest du jetzt gerne tun, wenn du dein früheres Ich so anschaust? Was möchtest du ihm sagen? Geh deinen Impulsen nach und stell dir vor, wie du diesen Teil von dir mit seiner Angst liebevoll auffängst. Was könntest du tun, um ihm Mut zu machen und spüren zu lassen, dass du für ihn da sein wirst, auch wenn etwas schiefläuft?

Falls dir diese Art von Vorstellung schwerfällt, konzentriere dich darauf, was du einer guten Freundin sagen würdest, der es gerade genauso geht wie dir. Wie würdest du ihr dein Verständnis zeigen? Was würdest du sagen und tun? Was würdest du tun, um ihr Mut zu machen, damit sie wieder an sich glauben kann?

Versuche bei dieser Übung tief in dir nachzuspüren, was sie mit dir macht. Wie fühlst du dich dabei? Welche Gedanken gehen dir durch den Kopf, die du als entlastend wahrnimmst? Welche Gedanken helfen dir dabei, dir selbst Mut zuzusprechen oder dich wieder auf zukünftige Ereignisse zu freuen?

Schreibe dir diese Gedanken auf, formuliere sie in prägnanten Worten und nimm sie überallhin mit, um dir auch zwischendurch immer wieder Mut zusprechen zu können. Vielleicht hast du auch eine Idee entwickelt, was du jetzt in diesem Moment für dich selbst tun kannst, um dich gestärkt, sicher und geborgen zu fühlen.

Dieser Übung kannst du jedes Mal nachgehen, wenn du Angst spürst und dabei noch nicht in Hochspannung kommst. Sie kann dir dabei helfen, dich selbst mitfühlend anzunehmen und dich zu ermutigen, die Dinge zu tun, die notwendig sind oder die dir Freude schenken können.

Übung: Mit Hochspannung umgehen

Wenn die Angst sehr intensiv ist, ist durch deine innere Anspannung Nachdenken kaum noch möglich. Dann bleibt dir nichts anderes übrig, als erst einmal zu schauen, wie du dich wieder ein wenig beruhigen kannst. Am besten funktioniert das über Reize, die dich deinen Körper spüren lassen. Beispielsweise kannst du dem Fluchtreflex und dem damit verbunden starken Drang, dich zu bewegen, erst einmal nachgeben. Bewege deine Arme und Beine, schüttle sie aus oder geh einige Schritte. Wenn dich der Bewegungsdrang sehr quält, kannst du auch einen kleinen Sprint um ein Gebäude machen, falls du die Möglichkeit dazu hast, oder Treppen auf- und abrennen.

Es spricht nichts dagegen, die aufgestaute Energie, die durch die Stressreaktion in deinem Körper entstanden ist, zu verbrennen, zumindest so weit, bis du wieder klar denken kannst. Dabei ist es wichtig, nicht per se einem Fluchtreflex nachzugeben. Denn dadurch könnte sich die Angstreaktion weiter verstärken und sogar auf andere Situationen ausweiten. Es geht nicht darum, eine Situation bei Angstgefühlen zu verlassen, sondern darum, mit gewissen Techniken die Angst so weit zu reduzieren, dass du die Situation danach konstruktiv aufsuchen und bewältigen kannst.

Übung: Mit Körperreizen die Hochspannung reduzieren

Die nachfolgenden Ideen, wie du dich durch Körperreize wieder zurück ins Hier und Jetzt holen kannst, sollen dir dabei helfen, dich aus der Hochspannung in eine mittlere Anspannung zu bringen, um danach die angstauslösende Situation aushalten und bewältigen zu können. Du darfst aber ruhig kreativ sein und dir deine eigenen Strategien zurechtlegen. Achte aber bitte darauf, dass du dich nicht verletzt. Die Reize dürfen spürbar, vielleicht sogar ein wenig schmerzhaft sein, aber sie sollten dich körperlich unversehrt lassen.

Körperreize gegen Hochspannung:

- eiskaltes Wasser über Gesicht, Arme oder Füße laufen lassen
- eine Chilischote (Achtung Schärfegrad!) oder frischen Ingwer kauen
- um den Block rennen oder eine Treppe hinaufsprinten
- japanisches Heilpflanzenöl riechen oder auf die Zunge tropfen (ein Tropfen genügt!)
- Arme und Beine mit einer Wurzelbürste massieren
- sich fest in den Oberschenkel kneifen oder den Musikantenknochen drücken
- Stresshocke: in die Hocke gehen, bis zwischen Ober- und Unterschenkeln ein 90-Grad-Winkel erreicht ist, und in dieser Position bleiben, bis die Beine zu brennen beginnen.
- Hampelmann machen
- barfuß über Kieselsteine laufen

Wenn es um geeignete Strategien im Umgang mit Angstgefühlen geht, ist es hilfreich anzuerkennen, dass nicht jede Strategie in jedem Moment angstlindernd wirkt. Bei starker Anspannung können wir nicht mehr vernünftig nachdenken. In diesem Zustand reagieren wir reflexhaft, unüberlegt und darauf bedacht, schlimme Situationen möglichst zu vermeiden. Die Gefahr, in solchen Momenten impulshaft etwas zu tun, was uns langfristig nicht guttut, ist dann besonders groß. Ich denke beispielsweise an Alkohol-, Medikamenten- oder Drogenkonsum, an Essattacken oder andere Selbstverletzungen. Aus diesem Grund können wir in diesem Zustand keine Techniken anwenden, die unseren Verstand zur Umsetzung brauchen. Entspannungstechniken wie Meditation oder Yoga sind auch keine gute Wahl, denn die angestaute Energie ist oft so groß, dass wir weder stillsitzen noch unseren Geist zur Ruhe bringen können.

Es geht mir bei all diesen Vorschlägen nicht darum, die Angst „wegzumachen“, sondern eine Möglichkeit zu finden, diesen Zustand zu bewältigen. Verhaltenstherapeuten begleiten Menschen dabei, panikartige Zustände auszuhalten. So machen sie die Erfahrung, dass dieser Zustand nur eine gewisse Zeitlang anhält und sie ihn unversehrt überstehen können. Eine sehr wirksame Methode, die im Alleingang jedoch überfordern kann. Deshalb geht es mir hier darum, dass du in erster Linie lernst, Angstzustände nicht nur auszuhalten, sondern sie aktiv zu bewältigen. Dazu gehört, die innere Anspannung mit gewissen Strategien zwar nicht verschwinden zu machen, aber regulieren zu lernen. Es geht also darum, wie du diese unangenehmen Gefühle und Empfindungen besser aushalten und dich dabei immer noch wirksam fühlen kannst.

Deshalb nutze wann immer nötig Skills, um dich aus der Hochspannung wieder in eine mittlere Anspannung herunterzuregulieren. In einer mittleren Anspannung sind wir nämlich wieder leistungsstark, können klar und lösungsorientiert nachdenken und kontrollieren, was wir auf welche Weise tun wollen. Auf diesem Level kannst du beispielsweise die Übung „Begleite und unterstütze dich liebevoll" (siehe S. 174) absolvieren, um dich dazu zu ermutigen, das zu tun, was du tun möchtest.

WERDE SELBST KREATIV

Denke dir eigene Techniken aus, die du anschließend austestest. Manchmal sind die Möglichkeiten, je nachdem, wo du dich befindest, eingeschränkt. Eine Panikattacke im Bus beispielsweise kann dich ziemlich herausfordern.

Notiere dir daher einige Ideen für Reize, die du auch an solchen Orten leicht umsetzen kannst. Trage deine Notizen immer bei dir, damit du jederzeit auf sie zugreifen kannst, wenn dein Verstand sich bereits ausgeschaltet hat.

Außerdem ist es hilfreich, dich immer wieder während des Tages so weit wie möglich zu entspannen. Das tut nicht nur deinem gesamten Körper und deinem Wohlbefinden gut, sondern beruhigt auch dein Nervensystem. Du wirst sehen, dass du dann sehr viel widerstandfähiger mit angstauslösenden Situationen umgehen kannst. Denn der Weg in die Hochspannung ist in einem entspannten Zustand sehr viel weiter.

Das Wichtigste in Bezug auf Angst ist, dass du dem Impuls zu widerstehen lernst, dieses Gefühl und damit auch die Situationen, in denen sie entsteht, zu vermeiden. Du erinnerst dich bestimmt, dass Vermeidungsverhalten eines derjenigen Merkmale ist, die Menschen besonders verletzlich für Traumafolgestörungen und andere psychische Erkrankungen machen. Wenn du darin investierst, Angstgefühle, die keinen realistischen Hintergrund haben, bewältigen zu können, wirst du wieder flexibler in deiner Lebensgestaltung und dein Selbstwertgefühl wird sich verstärken. Es lohnt sich also!

Wie du aus der Ohnmacht kommst

Traumatisierte Menschen spüren dieses Gefühl häufig, wenn sie sich bewusst oder unbewusst an die verletzenden Situationen erinnert fühlen. Wenn die Ohnmacht zuschlägt, kann man sich bisweilen sogar wie gelähmt fühlen, völlig ausgeliefert und hilflos. Beinahe undenkbar, sich an solch ein Gefühl zu gewöhnen, wirst du vielleicht denken. Aus eigener Erfahrung kann ich dir sagen, ja, das ist wirklich schwierig. Vor allem, wenn dieses Gefühl regelmäßig so intensiv in dir anrauscht, dass es dich vollkommen überwältigt. Womöglich erstarrst du in solchen Momenten sogar, weil deine Reflexe aktiviert werden. Bevor du etwas verändern kannst, muss dir dein innerer Zustand zunächst einmal klar sein. Denn das ist vermutlich nicht immer der Fall.

Übung: Woran erkennst du, dass du dich ohnmächtig fühlst?

Wenn du weißt, wie du erkennen kannst, dass du dich gerade hilflos ausgeliefert fühlst, hast du es sehr viel leichter, tatsächlich etwas zu verändern.

- Beobachte einige Wochen, wie sich dieses Gefühl in deinem Körper zeigt. Was spürst du in welchen Teilen deines Körpers, sobald du dich hilflos fühlst?
- Welche Gedanken gehen dir dann durch den Kopf?
- Was würdest du in diesen Momenten am liebsten tun?

Nun rate ich dir, dich beherzt aus diesem Zustand herauszuholen, indem du dich bewegst. Natürlich braucht es dafür deine bewusste Beobachtung.

Übung: Bewege dich!

Du kannst beispielsweise damit beginnen, deine Arme und Beine zu bewegen. Das macht dir bewusst, dass du deinem Körper noch immer sagen kannst, was er für dich tun soll. Im nächsten Schritt kannst du deine Körperposition so verändern, dass du dich ein klein wenig wohlerfühlst in deiner Haut. Entlaste beispielsweise ein Bein, indem du dein Gewicht auf dein Standbein verlagerst. Oder setze dich ein wenig bequemer hin. Lass bewusst deine Schultern fallen, während du dein Rückgrat gerade nach oben bewegst, so als würde es durch ein Seil nach oben und in die Länge gezogen. Lass dein Becken kreisen und beobachte dabei, wie sich deine Lendenwirbel dehnen und sich deine unteren Rückenmuskeln entspannen. Verändere deine Körperhaltung so lange, bis du dich damit wohlfühlst.

Zumindest unbewusst wird sich in dir der Eindruck stärken, dass du wieder ein klein wenig Kontrolle zurückgewonnen hast und du tatsächlich etwas tun kannst, um dich wieder ein wenig wohlerzufühlen. Dadurch wird sich deine Anspannung reduzieren. Vielleicht erreichst du damit auch eine deutliche Entspannung, sodass du wieder einen klaren Gedanken fassen kannst.

Übung: Prüfe deine Gedanken

Sobald du wieder vernünftig nachdenken kannst, solltest du prüfen, was dir gerade durch den Kopf geht.

- Welche Gedanken haben dazu geführt, dass du den Eindruck hast, ausgeliefert zu sein?
- Anhand welcher Merkmale hast du die Situation als ausweglos bewertet?
- Prüfe, was für und was gegen diese Gedanken spricht.
- Welche alternativen Erklärungen findest du für diese Situation?
- Was würde eine Freundin jetzt tun?
- Was würde sie dir raten, was du jetzt tun kannst?

Übung: Suche nach etwas, das du verändern kannst

Beobachte deine Umgebung. Nimm wahr, was du siehst, hörst, riechst, schmeckst oder spürst. Halte dabei Ausschau nach einer einzigen Sache, die du verändern kannst, und sei es nur der Abstand zwischen dir und beispielsweise einer anderen Person oder einem Gegenstand. Geh einige Schritte zurück und betrachte die Situation erneut.

Manchmal sind es auch kleine Dinge, die einen großen Unterschied machen können. Selbst wenn du an dem Großteil einer Erfahrung nichts verändern kannst, so es ist doch oft möglich, wenigstens eine kleine Veränderung zu bewirken. Das können deine Körperhaltung, deine Gedanken oder etwas in deiner Umgebung sein. Bist du z. B. von lauten Geräuschen umgeben, halte dir eine Weile die Ohren zu.

Es geht dabei nicht darum, dir selbst zu beweisen, dass du jederzeit alles verändern kannst, was du als unangenehm empfindest. Tatsächlich erleben wir vieles im Leben, auf das wir keinen Einfluss nehmen können. Was allerdings immer in unseren Händen liegt, ist die Art und Weise, wie wir mit solchen Dingen umgehen. Wir können es über uns ergehen lassen und uns dabei hilflos fühlen – oder wir können zumindest äußern, dass wir etwas nicht in Ordnung finden.

Versuche dich darin zu üben, deinen Umgang mit schwierigen Situationen zu beobachten und nach Möglichkeiten zu suchen, wie du entweder etwas an der Situation oder an deinem Umgang damit verändern kannst.

Martina hatte entdeckt, dass sie einige Schritte zurücktreten konnte, wenn sie durch eine Kollegin beleidigt oder abgewertet wurde. Das half ihr, sich innerlich zu distanzieren und sich somit weniger ohnmächtig zu fühlen. Außerdem war ihr aufgefallen, dass es ihr half, diese Kollegin in ihrer Vorstellung ebenfalls zu beschimpfen. In Gedanken ließ sie ihren Rachefantasien freien Lauf, wenn sie sich besonders verletzt oder hilflos fühlte. Zwar spürte sie dabei häufig auch ein schlechtes Gewissen, aber die Tatsache, dass dies lediglich in ihrem Kopf stattfand und sich ihre Kollegin vollkommen ahnungslos in einer machtvolleren Position sah, war in diesen Momenten so lustvoll, dass sie sich diese Gedanken auch weiterhin gönnte.

Martina war nicht bewusst, wie sehr ihr diese Strategie dabei half, die Hilflosigkeit auszuhalten und sogar ein wenig zu lindern. Erst als wir darüber sprachen, wurde ihr klar, wie häufig und wirksam sie diese Technik auch in ihrem Alltag anwendete.

Wenn wir lernen wollen, die Ohnmacht und Unsicherheit auszuhalten, dann gibt es nur einen Weg, und zwar mitten hindurch! Das bedeutet, du kannst nur lernen, damit umzugehen, wenn du die Unsicherheit in dir spürst. Nur dann kannst du Ideen entwickeln, wie du dieses Gefühl besser aushalten kannst und was du dafür brauchst. Erinnerst du dich an die Szene aus dem Film „Eat, Pray, Love“, in der Liz auf dem Dach eines Ashrams ihre gescheiterte Ehe betrauert? Sie ist vollkommen überwältigt von all den Gefühlen, die sie fluten. Sie fühlt sich einsam, traurig, schuldig und wütend. Kannst du dich erinnern, wie sie damit umgeht? Sie sagt sich selbst: „Dann sei traurig. Dann sei wütend. Dann sei einsam. Fühle es.“

Ihre Lösung besteht darin, sich selbst zu ermutigen, diese Gefühle anzunehmen. Innerlich sagt sie Ja zu ihnen. Sie ist mitfühlend mit sich und gesteht sich zu, dass sie all diese unangenehmen Empfindungen fühlen darf. Das könnte dein erster Schritt sein: Sag Ja zu deinen Gefühlen. Du weißt ja, das bedeutet nicht, dass du diesen

Zustand gut finden musst. Aber du erkennst an, dass er da ist und dir zeigt, dass du dich wieder sicher und wirksam fühlen möchtest.

SELBSTBEHAUPTUNGS- UND SELBSTVERTEIDIGUNGS-KURSE

Einen weiteren Tipp habe ich noch in Bezug auf Ohnmachtsgefühle. Insgesamt kannst du dein Gefühl von Kontrolle und vor allem von Wehrhaftigkeit in dir stärken, indem du einen Selbstverteidigungskurs besuchst. Wichtig ist allerdings, einen Kurs zu wählen, in dem du nicht nur theoretisch lernst, wie du dich aus körperlich übergriffigen Situationen befreien kannst, sondern dies auch so lange mit entsprechendem Körperkontakt einübst, bis es dir in Fleisch und Blut übergeht. Die Körpergrenze eines anderen Menschen zu überschreiten, ist nicht leicht und kann deshalb dein Wehrhaftigkeitsgefühl in besonderem Maße stärken. Außerdem gibt es wertvolle Deeskalationsmaßnahmen, die du erlernen kannst, damit du im Vorhinein verbal einwirken kannst, um Gefahrensituationen zu entschärfen. Zu wissen, wie du dich körperlich zur Wehr setzen kannst, ist eine Sache. Eine ganz andere ist es, lange vorher verbal und mit Körpersprache Grenzen aufzuzeigen und durchzusetzen.

Wut zulassen und in gesunde Bahnen lenken

Wut ist eines der Gefühle, die uns mit Energie aufladen und starke Impulse in uns wecken können. Dieses Gefühl kann in unterschiedlichen Situationen entstehen und ebenso unterschiedliche Funktionen erfüllen.

Eine hilfreiche Funktion liegt darin, dass Wut uns dazu motivieren kann, unsere Grenzen oder unseren Selbstwert zu verteidigen und unsere Bedürfnisse durchzusetzen. Ebenso sind wir in einem wütenden Zustand eher bereit, uns etwa für andere, uns nahestehende Personen einzusetzen, die unfair behandelt werden.

Fühlen wir uns gekränkt, kann ebenfalls Ärger oder Wut entstehen, denn wir fühlen uns in unserem Selbstwertgefühl verletzt. Das erzeugt Kränkungswut. In diesem Fall entstehen Impulse, die häufig nicht dazu führen, dass wir langfristig unser Selbstwertgefühl stärken können, sondern die unsere Selbstachtung im Nachhinein beeinträchtigen können. Mehr dazu findest du im Abschnitt „Kränkungen überwinden" auf S. 189.

Eine weniger bekannte Funktion von Wut und Ärger liegt darin, andere, noch quälendere Gefühle zu überdecken. Wenn beispielsweise Gefühle wie Scham, Schuld, Angst oder Ohnmacht als belastend oder gar überwältigend erlebt und kaum bewältigt werden können, ist unsere Psyche in der Lage, in das aktive Gefühl der Wut zu wechseln und uns damit den Eindruck zu schenken, wieder etwas tun zu können.

Manche Menschen, vor allem Frauen, erleben nur selten Wut oder Ärger. Lange Zeit hat es sich für Frauen nicht geschickt, ärgerlich zu sein. Aus diesem Grund haben viele gelernt, diese Gefühle zu verdrängen. Dadurch fehlen ihnen wichtige Informationen darüber, ob bestimmte Bedürfnisse im Mangel sind oder Grenzen überschritten wurden. Selbst wenn sie sich dessen bewusst sind, dass sie sich beispielsweise nicht ernst genommen fühlen, fehlt die wichtige Wutenergie, um sich zu zeigen oder durchzusetzen. Du kannst dir sicher vorstellen, dass es unter diesen Umständen schwer ist, für die eigenen Bedürfnisse und Wünsche einzustehen.

In diesem Kapitel werden wir uns verschiedene Möglichkeiten ansehen, wie du deine Wut kultivieren und zum anderen konstruktiv mit ihr umgehen kannst.

Übung: Starke Wutgefühle abmildern

Ähnlich wie Angst erzeugt Wut ausgeprägte Körperempfindungen, die den Angstsymptomen entsprechen. Denn auch im Falle von Wut werden Adrenalin und andere Botenstoffe ausgeschüttet. So ist es auch zu erklären, dass man bei Wut „rotsieht“ und kaum noch überlegt handeln kann. Aus diesem Grund liegt der erste Schritt darin, die Wutreaktion so weit abzumildern, bis du wieder klar denken kannst.

- Falls möglich, verlasse die Situation. Schaffe dir erst einmal ein wenig Raum, um etwas zur Ruhe zu kommen. Sag, dass du dich gerade ärgerst und ein wenig Zeit brauchst, um darüber nachzudenken, was gerade geschehen ist. Verschaffe dir dann beispielsweise Luft, indem du fluchst, schimpfst oder weinst. Atme einige Mal tief ein und aus und zähle dabei bis zehn. Konzentriere dich dabei auf deine Atmung und wo du sie in deinem Körper spüren kannst.
- Nutze die Körperreize für Hochspannung, falls deine Wut hartnäckig bei dir bleibt. Auf S. 176 findest du eine Auswahl an Möglichkeiten.

In vielen Fällen entstehen Ärger und Wut im Zusammenhang mit anderen Menschen. Sie entsteht jedoch in uns selbst, weshalb wir die Verantwortung dafür tragen, mit ihr umzugehen. Möglicherweise sind wir im Recht, wenn wir wütend werden, auf der anderen Seite führen Reaktionen, die wir aus Wut zeigen, nur selten zu einer Verbesserung des Miteinanders.

Wut kann uns jedoch dabei helfen, unsere Grenzen, Werte, unser Selbstwertgefühl und unsere Bedürfnisse zu verteidigen. Sie ist also nicht per se schlecht. Wir sollten allerdings einen sozial verträglichen Umgang damit finden, sodass wir dieses Gefühl nutzen können. Das liegt in unserer eigenen Macht und Verantwortung. Werde dir also erst einmal bewusst darüber, was die Wut in dir ausgelöst haben könnte.

Übung: Was löst die Wut in dir aus?

1. Reflektiere die Wutauslöser. Sobald du wieder klar denken kannst, versuche herauszufinden, was deine Wut ausgelöst hat. Welches deiner Bedürfnisse wurde verletzt? Welcher deiner Werte wurde verletzt? Welche Erwartung hattest du an diese Situation?
2. Prüfe deine Gedanken. Was spricht dafür, dass deine Interpretation richtig sein könnte? Was spricht dagegen? Könnte diese Situation durch etwas entstanden sein, was nichts mit dir zu tun hat?
3. Fühlst du noch etwas außer Wut? Welche anderen Gefühle nimmst du wahr? Was sagen dir diese Gefühle darüber, was du jetzt brauchen könntest?
4. Welche früheren Erfahrungen könnten deine Interpretation der Situation beeinflusst haben? In welchen Merkmalen unterscheidet sich die heutige Situation von früheren?
5. Welche Gedanken unterstützen dich darin, dich wütend zu fühlen? Was müsstest du denken, um dich wieder zu beruhigen?

DAS WUTVERHALTEN ANDERER BEOBACHTEN

Falls du wenig oder nie wütend wirst, könnte es dir möglicherweise helfen, andere Menschen dabei zu beobachten, wie sie ihre Wut ausdrücken. Schau genau hin, wie sie das tun, und versuche mitzufühlen. Sprich mit Freunden darüber, wie es sich anfühlt, wütend zu sein, und was sie dann tun.

Lass dir berichten, wie die Menschen in deinem Umfeld Wut wahrnehmen, wie sie das Gefühl bewerten und welche Strategien sie entwickelt haben, damit umzugehen. Möglicherweise können deine Ängste ein klein wenig abgebaut werden, wenn du erkennst, dass Wut ein menschliches Gefühl ist, welches uns darin bestärken kann, uns für uns selbst und andere einzusetzen.

Wut ist ein Gefühl wie jedes andere. Es kommt und es geht wieder, je nachdem, worauf du deinen Fokus lenkst. Übe dich darin, das Gefühl kommen und gehen zu lassen, um die Angst langsam zu mildern und den Gedanken zu entkräften, dass du dieses Gefühl nicht kontrollieren kannst.

Eine Art Spezialfall der Wut ist die Trennungswut. In Partnerschaften, in denen sich über längere Zeit destruktive Verhaltensmuster eingeschlichen haben, erleben Partner nicht selten Trennungswut. Sie kann entstehen, wenn wir unseren Blick hauptsächlich darauf richten, welche Fehler und Schwächen der Partner oder die Partnerin scheinbar haben. Liegen gebliebene Wäsche, Zahncreme im Waschbecken, die fehlende Bestätigung für eine frisch geputzte Wohnung können dazu führen, dass man immer mehr Dinge am anderen entdeckt, die man sich anders wünschen würde. Langsam aber sicher verstärkt sich der Eindruck, die Partnerschaft sei nur noch belastend.

Natürlich macht es Sinn, sich erst einmal zu fragen, welche wichtigen Bedürfnisse oder Werte möglicherweise dauerhaft verletzt werden. Erst wenn wir möglichst konkret vor Augen haben, was wir uns eigentlich vom anderen wünschen würden und ob diese Ansprüche angemessen oder zu hoch gegriffen sind, können wir darüber nachdenken, ob wir gemeinsam etwas an dieser Situation verändern können.

Wenn wir keine Möglichkeiten finden, die Schwierigkeiten zu lösen, möchte unser Gehirn uns dabei helfen, den scheinbar einzigen Ausweg zu nutzen: eine Trennung. Es erzeugt Wut, um uns den notwendigen Schub für diese Entscheidung zu geben. Vielleicht aber ist auch die Angst davor, Einsamkeit und Trauer nach einer Trennung nicht überwinden zu können, zu groß. Der Gedanke, dass eine Trennung helfen und schützen könnte, wird vehement zurückgedrängt: lieber bleiben, als allein sein zu müssen. Das schafft die Ausweglosigkeit, in der sich viele Menschen befinden, die in verletzenden Partnerschaften feststecken.

Falls es dir auch so geht, möchte ich dir einige Denkanstöße mitgeben, mit denen du dich und deine Partnerschaft oder auch eine Freundschaft ein wenig reflektieren kannst.

Übung: Trennungswut nutzen

- Versuche herauszufinden, was dich immer wieder verletzt. Was bräuchtest du, um dich in deiner Partnerschaft oder Freundschaft wohlerzufühlen? Welche Bedürfnisse kannst du im Moment nicht befriedigen? Was sind deine Anteile daran? Was sind die Anteile deines Partners oder deiner Partnerin daran?
- Was könntest du verändern, um deine Bedürfnisse in der Partnerschaft besser befriedigen zu können? Was brauchst du dazu? Welche Gedanken würden dich darin stärken, etwas zu verändern?
- Was hast du schon ausprobiert, um etwas zum Besseren zu wenden? Was hat funktioniert und was eher nicht? Hast du beispielsweise schon einmal ganz konkret geäußert, was du dir von deinem Partner wünschst?
- Welche Verhaltensweisen deines Partners oder deiner Partnerin verletzen realistisch gesehen deine Grenzen? Wie würden das deine Freunde oder Familienangehörige einschätzen? Hole dir deren Unterstützung, sprich mit ihnen darüber und betrachte deine Situation einmal aus ihren Augen.
- Welche Erwartungen hast du an deinen Partner oder deine Partnerin? Wie sollte er oder sie sich dir gegenüber verhalten? Ist es ihm oder ihr generell möglich, mit seinen Fähigkeiten und Eigenschaften deinen Ansprüchen zu genügen?
- In welchen Eigenschaften und Fähigkeiten, die du deinem Partner oder deiner Partnerin anfangs zugeschrieben hast, hast du dich getäuscht? Welche erlebst du als positiv? Können die positiven Seiten eurer Partnerschaft diejenigen ausgleichen, die du als unangenehm empfindest?

- Wenn du in deiner Partnerschaft bleibst, wie würde es dir in zehn Jahren gehen, falls sich nichts verändert?
- Falls du zu sehr mit anderen mitfühlst und dadurch deine eigenen Bedürfnisse einschränkst, darfst du üben, dich immer wieder auch dir selbst zuzuwenden. Mach dir bewusst, in welchen Beziehungen du mehr gibst als du erhältst. Spüre nach, was das mit dir macht. Wie könntest du deine Bedürfnisse und Wünsche zeigen? Was müsstest du denken, um dir das zuzutrauen?

Wie du vielleicht bemerkst, kannst du das Gefühl der Wut nutzen, um dir bewusster zu werden über deine Bedürfnisse in der Partnerschaft und wie es um ihre Erfüllung bestellt ist.

Natürlich können wir nicht jederzeit unsere eigenen Bedürfnisse in den Fokus stellen und erwarten, dass andere gewillt sind, sich unseren Wünschen entsprechend zu verhalten. Jeder Mensch wird von seinen eigenen Bedürfnissen geleitet. Wenn wir ein zugewandtes und respektvolles Miteinander gestalten wollen, braucht jeder von uns die Fähigkeit, hin und wieder auf eigene Bedürfnisse zum Wohle der Partnerschaft zu verzichten, um sie zu einem anderen, vielleicht geeigneteren Zeitpunkt wieder ins Spiel zu bringen. Das bedeutet aber auch, dass wir unsere eigenen Bedürfnisse ernst nehmen und uns darum bemühen dürfen, sie auch in Partnerschaften erfüllen zu können.

Kränkungen überwinden

Wir erleben in unserem Alltag viele Ereignisse, die wir als gegen uns gerichtet wahrnehmen können. Wenn wir der Meinung sind, dass da jemand unseren Selbstwert infrage stellt, fühlen wir uns gekränkt. Wie häufig und intensiv wir uns in unserem Selbstwert gekränkt fühlen, hängt dabei von einigen Faktoren ab, die wir mit bewusster und aktiver Entscheidung beeinflussen können. Dazu gehören:

- die Stabilität des Selbstwertgefühls
- das Ausmaß, in dem wir neben Minderwertigkeitsgefühlen auch unsere positiven Seiten und unser wahres Selbst wahrnehmen können
- unsere Erwartungen an uns selbst, die anderen und die Welt
- unsere „wunden Punkte", also unsere früheren und noch unverdauten Kindheitserfahrungen
- unser Bindungsstil (siehe S. 57)
- unsere erlernten Kränkungsreaktionen

Auch wenn du dich womöglich gleich vor den Kopf gestoßen fühlst, komme ich nicht umhin, dir Folgendes zu verdeutlichen: Kränkungen entstehen zum großen Teil durch unsere eigene Interpretation einer Situation und durch die Bedeutung, die wir dieser Interpretation geben. Wenn wir etwas gegen uns gerichtet wahrnehmen und das an uns heranlassen, fühlen wir uns verletzt, enttäuscht, wütend, verunsichert, ohnmächtig, entwertet oder minderwertig. Wenn wir also hören, dass wir uns falsch verhalten hätten und das als Abwertung unserer gesamten Person erleben, entsteht eine Kränkung unseres Wertigkeitsgefühls.

Die folgende Anleitung gibt dir einen Überblick darüber, wie du dich dem Thema Kränkungen und Verletzungen in deinem Leben zuwenden kannst, um ein wenig mehr Mitgefühl und Verständnis für dich zu haben und um dich darin zu unterstützen, die Kontrolle über dein Leben zurückzuerlangen, indem du die Verantwortung für dein Befinden und deine Entscheidungen übernimmst. Auf diese Weise kannst du aus den Ohnmachtsgefühlen und dem Kontrollverlust aussteigen, den vielleicht gerade eine mikrotraumatische Umgebung in dir auslöst.

Lass uns nun Schritt für Schritt sehen, wie du selbstwertschützend mit Kränkungen umgehen kannst und so gleichzeitig widerstandsfähiger wirst.

1. Erkennen, dass du dich gekränkt fühlst

Die erste Reaktion äußert sich meist in einem Schreck und dem Versuch, zu verstehen, was gerade geschehen ist. Körperlich nehmen wir in dieser Kränkungsphase oft eine Verspannung der Muskeln wahr, halten den Atem an, empfinden einen Druck oder ein Brennen in der Magengrube, fühlen uns wie vom Donner gerührt, können Hitze im Kopf wahrnehmen oder andere unangenehme Körperempfindungen. Versuche für dich erst einmal herauszufinden, wie dein Körper auf kränkende Situationen reagiert, wie du dich in den ersten Minuten nach solch einem Ereignis fühlst, was dir dabei durch den Kopf geht und welche Impulse du wahrnimmst. So kannst du später sofort Einfluss nehmen, sobald du erkennst, dass du dich gerade gekränkt fühlst.

2. Innehalten und Distanz schaffen

Die zweite Reaktion auf eine Kränkung liegt häufig in einer intensiv empfunden Wut. Denn Kränkungen sind letzten Endes unerfüllte Erwartungen. Erwartungen wohnt ein Anspruch auf Erfüllung inne. Geschieht dies nicht, fühlen wir uns frustriert und ent-täuscht. Wir erkennen, dass wir uns getäuscht haben. Das löst Schmerzen darüber aus, dass uns versagt bleibt, was wir als selbstverständlich erachten. Der Schmerz darüber kann aufgrund früherer Erfahrungen so groß werden, dass wir wütend werden, anstatt diesen intensiven Schmerz zu spüren.

Wut und Ärger lassen uns aktiver fühlen als im Schmerz, in dem wir uns zunächst hilflos fühlen können. Da wir jedoch bei intensiver Wut nicht mehr vernünftig nachdenken können, entstehen auf diese Weise oft wütende Kränkungsreaktionen, die wenig hilfreich sind und meist noch mehr Konflikte mit der anderen Partei auslösen.

Du kannst jedoch lernen, bewusst Einfluss zu nehmen: In vielen Situationen ist es hilfreich, sich nach einer Verletzung zurückzuziehen, um seine Wunden zu lecken und wieder bei sich selbst anzukommen. Vielleicht brauchst du in solchen Situationen Zeit, wütend zu sein, enttäuscht, traurig oder unsicher. Es kann guttun, deine Gefühle ungehindert rauszulassen. Schreie, weine, fluche oder tu etwas Alltägliches, das dich ein wenig erdet. Bewegung lockert nicht nur deine erste Erstarrung, sondern auch deinen Geist, der womöglich in alten Grundüberzeugungen feststeckt. Ein Perspektivwechsel ist sehr viel leichter, wenn du körperlich aktiv wirst.

In Augenblicken, in denen wir innerlich schon ein wenig Abstand zu dem Gesagten und dem Gegenüber haben, können wir prüfen, ob die Bewertung, die wir der Begebenheit gegeben haben, tatsächlich der Absicht des anderen entspricht oder ob wir vielleicht etwas missverstanden haben.

3. Den Stolz überwinden und in Beziehung treten

Vielleicht der schwierigste Schritt von allen liegt in der Entscheidung, selbst die Verantwortung dafür zu übernehmen, wie du dich fühlst und was du tun möchtest. Gerade wenn es um Kränkungen geht, fällt das nicht leicht. Denn dazu müssen wir uns eingestehen, dass wir uns gekränkt fühlen, weil wir die Situation an uns herangelassen haben und sie bewertet haben. Wir müssten also unseren Stolz überwinden und uns eingestehen, dass auch wir vielleicht schon andere Menschen unabsichtlich oder absichtlich verletzt haben. Natürlich ist es leichter, sich als Gegenbewegung in eine Größenfantasie zu flüchten. Wenn wir uns im Recht und besser als der andere fühlen, sind wir kurzfristig gestärkt und kräftig genug, um uns selbst zu verteidigen. Langfristig können wir dadurch aber kein authentisches Wertigkeitsgefühl entwickeln, das auch dann noch standhält, wenn wir uns eingestehen, dass wir eben nicht unfehlbar sind, sondern lediglich Mittelmaß.

Schaffen wir es, uns wieder zu unserem wahren, authentischen Selbst zu bewegen, und werden wir uns darüber bewusst, dass auch wir nicht perfekt sind, sondern ausreichend „gut“, können wir wieder in Kontakt treten: mit uns selbst und dem Kränkenden. Dann können wir uns aus der Isolation befreien, in die wir uns gekränkt zurückziehen, wenn wir uns von jemandem verletzt fühlen. Wir können erleben, dass wir darüber sprechen können, uns wieder miteinander verbinden und versöhnen können und sowohl unsere Bedürfnisse als auch Grenzen und Gefühle äußern können.

Es lohnt sich also, auch wenn das nicht mit jeder Person funktionieren wird. Aber einen Versuch ist es wert, vor allem in den Beziehungen, die uns wichtig sind.

4. Verstehen, was die Kränkung ausgelöst hat

Wenn du es geschafft hast, dich ehrlich dir selbst zuzuwenden und die Verantwortung für dich und deine Bedürfnisse zu übernehmen, dann bist du bereits dabei, deine Kränkung zu überwinden. In diesem Moment wirst du spüren, dass du dich wieder wirksamer und zuversichtlicher fühlst und unabhängiger bist von der Meinung oder Zuneigung des anderen. Jetzt bist du bereit, herauszufinden, was die Kränkung in dir ausgelöst haben könnte.

Herauszufinden, welche tiefe und frühe Verletzung dazu beigetragen hat, dass du dich gekränkt fühlst, erfordert nicht nur Mut, sondern auch eine gewisse Leidensfähigkeit und Kraft. Eine Übung, die dabei helfen kann, ist die „Reise auf einem Zeitstrahl" (siehe S. 133)

Wenn du erkannt hast, an welche früheren Erlebnisse dich die aktuelle Situation erinnert, wird es dir leichterfallen, diese genauer anzuschauen. Du kannst dich fragen, worin sich das vergangene Erlebnis von der heutigen Begebenheit unterscheidet. Diesen prüfenden Blick kannst du verstärken, indem du dich bewusst in dein Erwachsensein begibst (Übung „Stärke deinen Erwachsenen-Modus", siehe S. 142) und deine Interpretation und Bewertung der Situation einem Realitätscheck unterziehst (Übung „Denke deine Katastrophenbilder zu Ende", siehe S. 173).

5. Missverständnisse klären, Bedürfnisse und Gefühle äußern

Ich empfehle dir, dich später mit der Person zusammenzusetzen, durch die du dich gekränkt gefühlt hast, falls das möglich ist. Berichte ihr zunächst möglichst ohne Wertungen, was du an ihrem Verhalten beobachtet hast und wie das dann auf dich gewirkt hat. Erzähle ihr also, was du in ihr Verhalten hineininterpretiert hast und wie du dich dabei gefühlt hast. Je weniger Wertung in deinen Äußerungen steckt, desto eher kann auch das Gegenüber offen und respektvoll reagieren.

Wenn die Person sich ihrerseits gekränkt fühlt und rechtfertigt, stelle noch einmal klar, dass es dir nicht darum geht, einen Vorwurf zu machen, sondern dass du lediglich versuchst herauszufinden, ob du alles richtig verstanden hast.

Viel häufiger, als du denkst, wird sich herausstellen, dass das, was du über die Situation gedacht hast, gar nicht dem entspricht, was dein Gegenüber erreichen oder auslösen wollte. Viele meiner Patienten und Patientinnen berichten mir, dass sie öfter als angenommen etwas missverstehen und der folgende Ärger und Schmerz vollkommen unbegründet war.

Wenn sich allerdings herausstellt, dass eine Person absichtlich verletzen wollte, bleibt es dir überlassen, ob du diese Verletzung an dich herankommen lassen möchtest oder dich davon abgrenzen willst. Das ist natürlich einfacher gesagt als getan, vor allem, wenn das mit einem Menschen geschieht, der dir viel bedeutet und dessen Anerkennung dir wichtig ist. In diesem Fall könntest du deine Grenzen, Bedürfnisse und Gefühle äußern, um für dich einzustehen. Auf diese Weise kannst du Gefühlen von Ohnmacht, Ausgeliefertsein und Hilflosigkeit entgegenwirken.

6. Die Verbindung stärken

Nach einem klärenden Gespräch, bei dem ihr eure Gedanken und Gefühle ausgetauscht habt, kann eine Versöhnung und gemeinsam verbrachte Zeit Wunder wirken. Hast du dich von einem Menschen zunächst durch eine Kränkung abgetrennt gefühlt, kannst du nun aktiv auf den anderen zugehen, um dich wieder mit ihm verbunden zu fühlen.

Dabei geschieht etwas ganz Erstaunliches. Du wirst entdecken, dass ihr euch nun näher fühlt als vor diesem Konflikt. Denn ihr habt euch zugetraut, euch mit eurer Verletzlichkeit und unangenehmen Gefühlen zu zeigen. Du entscheidest aktiv, dieser Person wieder dein Vertrauen zu schenken.

Weil es vielleicht schwierig sein kann, wirklich alle Kränkungsgefühle so weit zu „verstoffwechseln", dass der Weg dafür freigeräumt ist, könnte dich der Ausblick auf die Geschenke, die auf dich warten, wenn du diesen Weg gehst, unterstützen. Du könntest beispielsweise entdecken, dass du eben auch dann gemocht wirst, wenn du deine Meinung äußerst, wenn du für dich einstehst oder auch mal „unbequem" bist. Du könntest erkennen, dass du Beziehungen nicht sofort abbrechen oder sie mit wütenden Reaktionen von dir wegtreiben musst. Langfristig werden dadurch deine Angst vor Verlassenwerden, vor Eigenverantwortung und vor Einsamkeit abnehmen.

7. Überprüfe deine Erwartungen und stärke deine Hoffnung und Gelassenheit

Die Kränkungssensibilität nimmt ab, sobald wir hohe Erwartungen an uns selbst, an die Welt und andere auf ein realistisches Maß bringen und dafür die Hoffnung darauf stärken, dass das Leben auch schöne Erfahrungen bereithält. Denn die Realität lehrt uns leider: Es wird sich schlicht nicht erfüllen lassen, dass uns jede Person, ob bekannt oder unbekannt, stets respektvoll begegnen wird. Behalten wir den Anspruch bei, dass sich all unsere Erwartungen immer erfüllen müssen, bleiben wir sensibel für Kränkungen. Gelingt es uns dagegen, in eine Hoffnung hineinzuwachsen, dass uns Respekt entgegengebracht wird, gehen wir davon aus, dass dieser Wunsch auch unerfüllt bleiben könnte. Dann sind wir darauf vorbereitet und können etwas gelassener reagieren: Es fällt uns ein wenig leichter, respektloses Verhalten dann nicht persönlich zu nehmen, sondern es in der Verantwortung des anderen zu lassen.

ES GEHT NICHT UM SCHULD

Ich bin mir bewusst, dass jeder einzelne dieser Schritte einen Kraftakt darstellen kann, umso mehr, je öfter und intensiver du dich in deinem Selbstwert verunsichert fühlst. Deshalb möchte ich dir an dieser Stelle noch einmal ganz deutlich sagen: Ich zeige dir diese Schritte nicht auf, um dir damit vor Augen zu führen, dass du selbst schuld daran bist, wenn du dich gekränkt fühlst. Schuld existiert nur da, wo wir etwas tun, dessen negative Konsequenzen wir vorab einschätzen und übersehen können und uns dennoch dafür entscheiden! Kränkungen dagegen entstehen in den Momenten, in denen wir uns eben nicht bewusst darüber sind, was in uns geschieht.

Mit neuen Erfahrungen Glaubenssätze verändern

Wie schaffen es manche Menschen, so geschickt durch sämtliche Turbulenzen zu navigieren und dabei gesund und zuversichtlich zu bleiben? Diese Menschen konnten eine besondere Fähigkeit entwickeln: Resilienz. Sie können ein gewisses Maß an Unsicherheit aushalten bzw. tolerieren. Das bedeutet, dass sie weniger schnell in Stress geraten, wenn sie in eine Situation kommen, in der sie nicht auf Anhieb wissen, was nun zu tun ist. Sie können es aushalten, erst einmal verunsichert zu sein und keine Ahnung zu haben, was gerade geschieht oder wie sie mit dem umgehen können, was ihnen gerade widerfährt.

Klingt das nicht wunderbar? Diese resilienten Menschen haben einen entscheidenden Vorteil: Sie bleiben auch unter großem Stress in der Regel bei klarem Verstand und können in Ruhe darüber nachdenken, wie sie mit einem Erlebnis umgehen wollen.

Diese Fähigkeit ist nicht die einzige, die Menschen resilienter gegenüber Unsicherheiten macht, aber sie bildet die Basis dafür, dass sie weitere Strategien überhaupt abrufen und anwenden können. Beispielsweise sind widerstandsfähige Menschen gut darin, sich schnell an veränderte Umstände anzupassen, mit jeweils passenden Strategien flexibel zu reagieren und bei noch so chaotischen Verhältnissen die Übersicht zu behalten.

All das ist nur möglich, wenn das Gehirn ungehindert arbeiten kann, also nur dann, wenn die Gefühle nicht allzu intensiv sind und man nicht mehr als mittelmäßig angespannt ist. Es ist natürlich ein Segen, wenn man schon als Kind lernen konnte, es aushalten zu können, sich unsicher zu fühlen – dann müssten wir diese Fähigkeit nicht später mühevoll erwerben.

Aber: Auch wenn es im Erwachsenenalter etwas schwieriger zu bewerkstelligen ist, kann diese Fähigkeit wachsen, egal in welchem Alter. Das Einzige, was es uns nämlich schwer macht, ist die Tatsache, dass wir uns als Erwachsene bewusst darüber sind, dass wir eine Wahl haben. Wir können vermeiden oder etwas tun, obwohl wir uns dabei unsicher fühlen.

Warum ich dir das alles erzähle? Weil du deine Glaubenssätze nur durch neue und korrigierende Erfahrungen verändern kannst! Und um aus neuen Erfahrungen lernen zu können, benötigst du genau diese Toleranz gegenüber Angst- und Unsicherheitsgefühlen. Aus diesem Grund sehen wir uns jetzt genauer an, wie du diese in dir entwickeln kannst.

Übung: Triff eine bewusste Entscheidung

Du möchtest also lernen, dich auch mal unsicher zu fühlen, ohne sofort die Flucht ergreifen zu müssen oder dich dadurch sehr belastet zu fühlen. Das ist wunderbar! Ich beglückwünsche dich zu deinem Mut! Lass uns damit starten, dass du dir zunächst einige Gedanken darüber machst, weshalb du das gerne möchtest.

- Was würde sich dadurch in deinem Leben verändern?
- Was würdest du dann anders machen als jetzt?
- Wie würdest du dann über dich denken?
- Wie würdest du dich fühlen?

Mach dir dein „Warum" bewusst und finde einen prägnanten Satz für dich, der dich zuversichtlich stimmt und darin bestärkt, dass es sich lohnt, dich an das Gefühl der Unsicherheit zu gewöhnen.

Herausforderungen suchen und meistern

- Jetzt entscheide dich mit deinem Mutmach-Satz bewusst dafür, eine Herausforderung aufzusuchen, die in dir das Gefühl der Unsicherheit weckt. Entscheide dich dafür, weil du dein „Warum" erreichen willst. Sammle fünf bis zehn Situationen auf einer Liste, in denen du dich schon einmal verunsichert gefühlt hast oder die dich verunsichern würden.
- Bewerte nacheinander, wie intensiv deine Unsicherheit in diesen Situationen wäre, wenn du jetzt losziehen würdest, um dich direkt hineinzustürzen. Nutze dafür eine Skala von 0 bis 10 mit 10 für eine maximale Gefühlsintensität.

Sobald du bereit bist, dich deiner Unsicherheit oder Angst zu stellen, nimmst du die folgenden Schritte in Angriff. Indem du dir Erlebnisse aussuchst, die dich in eine mittlere Anspannung versetzen, kannst du dich in überschaubaren Schritten deinen Ängsten stellen. Damit hast du die Möglichkeit, deinem Gehirn beizubringen, wo es in Zukunft entspannen darf, weil nichts wirklich Schlimmes geschehen kann.

1. Wähle eine Situation aus, die dich im Moment in eine mittlere Anspannung versetzt, in der es dir jedoch wichtig ist, deine Unsicherheit zukünftig besser tolerieren zu können.
2. Überlege dir, was dir dabei helfen könnte, dieses Erlebnis trotz deiner Angst bewältigen zu können. Was müsstest du denken und tun, um dich mutig dieser Herausforderung stellen zu können?
3. Begib dich in die Situation und entscheide dich bewusst dazu, diese nun auszuhalten, auch wenn die Angst dir wieder den Nacken hinaufkriecht. Entscheide dich aktiv dafür, weil du damit wieder ein Stückchen Freiheit erringen möchtest.
4. Sei achtsam. Beobachte deine Umgebung ganz bewusst und versuche dabei so wenig wie möglich zu bewerten. Nutze deine fünf Sinne, um dich im Hier und Jetzt zu verankern und dich nicht gedanklich davon abzulenken, wo du bist und mit wem du dich gerade umgibst. Benenne beispielsweise innerlich, was du siehst oder hörst.
5. Bewältige Angstgefühle mit deinen Strategien zum liebevollen und unterstützenden Umgang mit dem ängstlichen Anteil in dir. Sprich dir Mut zu, bleib in deinen gedanklichen Szenarien möglichst realistisch und konzentriere dich darauf, was dir jetzt guttun könnte.
6. Atme. Du kannst dich durch bewusstes Atmen immer wieder ein klein wenig in die Ruhe bringen und dabei bewusst wahrnehmen, wo du gerade bist und was du im Begriff bist zu tun. Konzentriere dich auf jeden kleinen Schritt, einen nach dem anderen. Das wird dich einerseits erden und andererseits deinem Gehirn die Möglichkeit geben, zu lernen, dass diese Situation ungefährlich ist.
7. Belohne dich für jeden Erfolg. Sei stolz auf dich, wenn du eine Situation und Angstgefühle aushalten oder sogar regulieren konntest. Klopfe dir innerlich auf die Schulter und spüre bewusst nach, wie entlastet und voller Freude du dich jetzt fühlst. Das kurbelt deine Dopamin-Ausschüttung an und führt dazu, dass deine Lernerfahrung möglichst gut abgespeichert wird.

Nachdem du eine Herausforderung aufgesucht hast, solltest du dich in der Nachbearbeitung bewusst unterstützen. So gehst du sicher, dass du nicht unbewusst wieder alte Glaubenssätze verstärkst, sondern die Dinge abspeichern kannst, die dir helfen, dich immer sicherer mit dir selbst zu fühlen. Dazu kannst du Antworten auf folgende Fragen finden:

- Wie schwierig war diese Herausforderung für mich von 0 bis 10?
- Was hat mir dabei geholfen, die Angst durchzustehen?
- Was hat mir geholfen, trotz meiner Angst dort zu bleiben?
- Welche neuen Aspekte habe ich über mich kennengelernt?
- Was sagt es über mich aus, dass ich die Herausforderung angenommen und bewältigt habe?
- Welche neuen Erkenntnisse habe ich über mich, diese Situation oder andere Menschen gewonnen? Welche alten Glaubenssätze passen nicht zu dieser Erfahrung? Welche Sätze würde ich aufgrund dieses Erlebnisse formulieren, die eher zu meinen aktuellen Erfahrungen passen?
- Falls ich die Aufgabe abgebrochen habe: Was war schwierig? Aus welchen Gründen habe ich mich für einen Abbruch entschieden? Was könnte ich nächstes Mal brauchen, um weitermachen zu können? Was kann ich Positives aus dieser Erfahrung mitnehmen?

Jedes Mal, wenn du dich unsicher fühlst und dennoch bleibst, wo und mit wem du gerade bist, hast du die Chance, dich ein kleines Stückchen mehr an dieses unangenehme Gefühl zu gewöhnen. Mit jedem Mal wirst du dich ein wenig entspannter damit fühlen. Und du wirst bemerken, dass in dir auch noch andere Gefühle entstehen können. Menschen sind in der Lage, gleichzeitig unangenehme und angenehme Gefühle zu empfinden. Sich darüber bewusst zu sein, dass man sich gerade einsam und dennoch dankbar fühlt für die Menschen, die einen durchs Leben begleiten, ist ebenfalls eine Fähigkeit, die mit einer starken Widerstandsfähigkeit verknüpft ist.

Vielleicht entdeckst du ja, dass du nicht nur unsicher bist, sondern gleichzeitig auch stolz auf dich, weil du dem Impuls widerstehen kannst, sofort die Flucht zu ergreifen. Oder du bemerkst, dass du deine Aufmerksamkeit auch nach außen lenken kannst. Dass dir plötzlich Dinge auffallen, die dir vorher in ähnlichen Situationen verborgen geblieben sind.

Sabine fühlte sich oft unsicher, wenn sie sich mit anderen Menschen traf, die nicht aus ihrem direkten Familienumfeld kamen. Aus diesem Grund war sie nicht leicht dafür zu begeistern, sich dennoch hin und wieder mit Nachbarn, Bekannten oder früheren Freundinnen zu treffen. Im Grunde war es ihr ein Graus, denn sie befürchtete, andere könnten schlecht über sie denken oder sie mit kritischen Äußerungen verletzen.

Wir sprachen lange darüber, welche Gründe es für sie geben könnte, es dennoch zu versuchen. Als sie sich eingestand, dass sie sich weniger einsam fühlen würde, wenn sie mehr Kontakte pflegen würde als nur zu ihren Familienmitgliedern, keimten langsam, aber sicher auch zuversichtliche Gedanken in ihr auf. Sie erinnerte sich daran, wie sie es früher als Jugendliche genossen hatte, mit ihren zwei besten Freundinnen im Eiscafé zu sitzen, wie sie sich dabei geborgen und sicher gefühlt hatte und wie viel Spaß sie zusammen hatten.

Diese Erinnerungen halfen Sabine, sich ein Herz zu fassen. Sie meldete sich bei den beiden Frauen, die mittlerweile in einem Nachbarort wohnten, und verabredete sich. Nach diesem Treffen war das Eis gebrochen. Sabine begann langsam etwas aufzuleben und sich auch Fremden gegenüber offener zu zeigen. Nach und nach wuchs in ihr die Erkenntnis, dass sie ein Mensch war, der sympathisch auf andere wirkte und dem es gelang, eine Verbindung zu anderen herzustellen. Weitere Verabredungen bestärkten sie darin, dass die meisten Menschen ihr gegenüber wohlgesonnen waren. Und ganz langsam zog sich die Unsicherheit immer weiter zurück und wurde ersetzt durch ein Gefühl der Zuversicht.

Destruktive Glaubenssätze entmachten

Um destruktive Glaubenssätze wie beispielsweise „Ich bin nicht gut genug“ verändern zu können, braucht es Erfahrungen, in denen du das Gegenteil erkennen kannst. Du musst erfahren, dass deine positiven Eigenschaften und Fähigkeiten ausreichen, um eine bestimmte Erfahrung zu meistern oder zu bewältigen. Gemeinsam können wir das in kleinen Schritten angehen.

1. Schau dir die Glaubenssätze an, die du dir notiert hast und die dich in deinem Leben einschränken oder belasten.
2. Wähle einen dieser Sätze aus und überlege dir, was dafür spricht, dass dieser Satz für dein heutiges Leben überhaupt noch Gültigkeit hat. Notiere dir diese Argumente in einer Liste.
3. Sammle nun Argumente dafür, dass dieser Satz heute nicht mehr auf dich, dein Leben und die Realität zutrifft.
4. Sammle alternative Erklärungen für Situationen, in denen du den Eindruck hast, dass dieser Glaubenssatz sich wieder einmal bestätigt hat. Was könnte beispielsweise eine Erklärung dafür sein, dass du bei dieser einen Aufgabe einen Fehler gemacht hast? Würdest du sagen, dass du diesen Fehler beim nächsten Mal beheben könntest?
5. Wie sehen dich die Menschen in deiner Umgebung in Bezug auf diesen Glaubenssatz? Würden sie ihn bestätigen, anders formulieren oder ihm eher nicht zustimmen?
6. Aus welchen Gründen haben die Menschen in deinem Leben womöglich einen anderen Eindruck von dir? Welche Beweise können sie dir liefern, dass dein Glaubenssatz so nicht richtig ist?
7. Welcher neue Glaubenssatz könnte eher zu deinen heutigen Erfahrungen passen?

Übe dich darin, deine automatischen Gedanken und einschränkenden Glaubenssätze regelmäßig auf den Prüfstand zu stellen. Das wird dir helfen, dir deiner Gedanken häufiger bewusst zu sein und konstruktiv einzugreifen, damit du dich sicherer mit dir selbst fühlen kannst. Natürlich gelingt das nicht immer. Denn unsere Gedanken verändern sich auch je nach Stimmungslage und Tagesform, und nachts kann es besonders schwierig sein, Gedanken zu stoppen oder bewusst zu steuern.

Deshalb empfehle ich dir, in Situationen, in denen du erschöpft, schlecht gestimmt bist oder intensive unangenehme Gefühle erlebst, deinem Kopf nicht zu viel Macht zu geben. Gewöhne dir an, in diesen Momenten ein wenig Abstand zwischen dich und deine Gedanken zu bringen. Du könntest den Gedanken „Ich bin zu dumm dafür“ etwa umformulieren in: „Da ist der Gedanke, dass ich zu dumm dafür bin.“

Das bringt schon ein klein wenig mehr Distanz zwischen dich und diesen Satz und macht dir deutlich, dass das lediglich ein Gedanke ist, der nicht der Realität entsprechen muss. Zu einem späteren Zeitpunkt, wenn du dich wieder wohlerfühlst, wirst du wieder ein wenig anders darüber denken. Gedanken sind Geschichten, die uns unser Geist aufgrund seiner bisherigen Erfahrungen erzählt. Sie sind meist in die Farben der Vergangenheit getaucht und müssen nicht der Wahrheit entsprechen.

Die Grundlage für mehr Resilienz schaffen

Laut Statistik bleiben drei von vier Menschen ein Leben lang psychisch gesund. Etwa acht von zehn Personen, die einem potenziell traumatisierenden Ereignis ausgesetzt waren, können die Erfahrung so verarbeiten, dass sie diese in ihr Selbstbild und ihren Lebensweg integrieren können, ohne psychische Schäden davonzutragen.

Menschen, die ihr Leben lang mental gesund bleiben, pflegen ihre schützenden Ressourcen. Sie stehen der Welt zuversichtlich gegenüber, blicken optimistisch in die Zukunft, sind sich die meiste Zeit ihres Wertes bewusst, können neben unangenehmen Gefühlen gleichzeitig auch angenehme Empfindungen wahrnehmen und sind gut darin, kreative Lösungen für Probleme zu finden. Sie sind anpassungsfähig und gehen davon aus, dass nach schwierigen Zeiten auch wieder die Sonne scheinen wird, und nehmen öfter auch einen Sinn oder Lernauftrag aus Krisen mit.

Das können sie, weil sie entweder die Anlagen dazu vererbt bekommen haben oder dadurch, dass sie zumindest zu einer Bezugsperson eine sichere Bindung aufbauen konnten, in der sich diese darum bemühte, diesem Menschen all das beizubringen oder bewusst zu machen. Sehen wir uns nun an, wie auch du dich so stärken kannst, dass du widerstandsfähiger werden kannst.

RESILIENZ UND DER „SINN"

Menschen, die in den Dingen, die ihnen widerfahren oder die sie tun, einen Sinn sehen oder nachvollziehen können, weshalb sie geschehen sind, erleben dadurch eine starke Widerstandskraft. Wer durch traumatisierende Erfahrungen schwere Zeiten durchlebt hat und dieser Lebensphase später einen positiven Wert oder Sinn zuschreiben kann, verstärkt seine zukünftige Widerstandskraft gegenüber schlimmen Erfahrungen spürbar.

Das bedeutet jedoch nicht, dass auch du den schlimmen Erlebnissen, die du durchgestanden hast, einen Sinn geben musst! Es kann schon vollkommen ausreichen, dass du diese Erfahrungen irgendwann als abgeschlossen wahrnehmen kannst und dich glücklich darüber schätzt, dass du sie überlebt hast. Möglicherweise kannst du darin einen tröstlichen Gedanken finden, der dich auch durch weitere schwere Zeiten begleiten kann. Womöglich erkennst du sogar, was dir dabei geholfen hat und worin deine Stärke besteht.

Komm in Bewegung

Einen starken Körper im Sinne von starken Muskeln, Knochen und Sehnen zu haben, stärkt unser Selbstwertgefühl. Nicht nur, weil es dem gängigen Schönheitsideal entspricht, sondern vor allem deshalb, weil wir unseren Körper wirkungsvoll einsetzen können. Wir können die Treppen erklimmen, die uns zu einer schönen Aussicht bringen, wir können Berge ersteigen, Seen durchschwimmen oder unserer Lieblingssportart nachgehen, uns miteinander messen und daran Freude haben.

Stärke erleben

Kampfkunst- oder Selbstverteidigungskurse sind deshalb so stärkend für das Selbstvertrauen, weil sie uns wortwörtlich unsere körperliche Stärke spüren lassen. Diese Kraft lässt unsere Gefühle von Wehrhaftigkeit, Sicherheit und Kontrolle wachsen. Eine wunderbare Möglichkeit also, wenn du dich darin üben möchtest, dich stark und wehrhaft zu fühlen. Auch im Krafttraining oder im Pilates oder Yoga kannst du dich davon überzeugen, wie stark dein Körper ist und wie zuverlässig er für dich da ist.

Wenn du unter einer körperlichen Erkrankung leidest, die dich in einigen Funktionen einschränkt, setze den Fokus auf die Körperpartien, die du ohne Einschränkungen belasten und bewegen kannst. So kannst du erleben, wie gesund diese Teile deines Körpers sind und wie sie dich immer noch verlässlich unterstützen. Damit verschiebt sich auch dein Wahrnehmungsfokus von Einschränkungen und Belastungen auf die Dinge in deinem Leben, die noch gut funktionieren und dir Kraft und Energie schenken.

Selbstverständlich solltest du körperlicher Bewegung je nach Erkrankung immer nur in Absprache mit deinen Ärzten nachgehen und ohne dabei deine Gesundheit zu gefährden. Leidest du beispielsweise an einer Essstörung, solltest du Sport nur in Absprache mit deinem Arzt oder deiner Psychotherapeutin nachgehen.

Nicht nur den Körper, auch den Geist bewegen

Das kann ich aus eigener Erfahrung bestätigen: Wann immer ich beim Schreiben dieses Buches nicht weiterkam, halfen mir Spaziergänge durch den Wald dabei, meine Gedanken zu sortieren und überraschende neue Einsichten zu gewinnen. Ich bin sicher, dass mir das auf meinem Schreibtischstuhl nicht gelungen wäre. Den Körper zu bewegen, regt auch den Geist an, in Bewegung zu kommen. Wir können damit ein Problem aus unterschiedlichen Perspektiven betrachten oder die Gedanken einfach mal schweifen lassen, ohne uns von ihnen einfangen zu lassen.

Aus diesem Grund möchte ich dir ans Herz legen, dich wann immer möglich zu bewegen. Und sei es nur, die Treppe statt des Aufzugs zu nutzen. Lass dir von deinem Körper dabei helfen, aus einer Erstarrung oder Ohnmacht herauszutreten, damit dein Verstand wieder wirkungsvoll mit dir zusammenarbeiten kann.

Ab und zu über die Grenzen gehen

Vielleicht hast du schon einmal von dem Phänomen des „Runner's High“ gehört. Es beschreibt die Auswirkungen exzessiven Joggens auf den Hirnstoffwechsel und damit indirekt auf die Stimmung. Wenn wir uns körperlich über unsere Grenzen hinaus betätigen, schüttet das Gehirn Hormone aus, die uns vor den Schmerzreizen eines überlasteten Körpers schützen sollen. Diese Hormone lösen gleichzeitig ein Glücksgefühl aus. Ich rate dir zwar nicht dazu, gleich mit einem Marathontraining zu starten, aber ich empfehle dir, in deiner Bewegungsroutine immer mal wieder über deine Leistungsgrenze hinauszugehen – insbesondere, wenn du durch eine niedergedrückte oder ängstliche Stimmung belastet bist.

Eine ähnliche Wirkung kannst du durch extreme Temperaturunterschiede erzielen. Dusche beispielsweise so kalt, wie es deine Wasserleitung hergibt, und bleib so lange darunter stehen, bis du zu zittern beginnst. Selbstverständlich kannst du auch langsam beginnen, beispielsweise mit deinen Füßen, oder du entscheidest dich für Wechselduschen. Du wirst dabei spüren, wie deine Lebensgeister wieder erwachen und dein Antrieb einen extra Schub bekommt.

Auftanken in der Natur

Einen besonders beruhigenden Effekt hat Bewegung in der Natur. Verlagere also so oft wie möglich deine Bewegungseinheiten an die frische Luft. Auch schlechtes Wetter wie Regen, Nebel oder Kälte kann sich belebend auf dich auswirken. Dabei kannst du beispielsweise auch üben, achtsam deine Umgebung wahrzunehmen. Konzentriere dich eine Weile nur darauf, was du hörst oder welche Düfte du wahrnimmst. Oder du lenkst deinen Fokus auf die Tiere, die du zwischen den Sträuchern und Bäumen entdeckst. Solche Wahrnehmungsübungen, gepaart mit Bewegung an der frischen Luft, wirken beruhigend auf Gefühle und Gedanken. Nimm dir also so oft wie möglich eine Auszeit in der Natur.

Wenn du dabei regelmäßig neue Umgebungen aufsuchst, neue Wege gehst oder dich in Nachbargemeinden bewegst, kannst du zusätzlich eingefahrene Denkmuster irritieren. Immer dort, wo du dich örtlich orientieren musst, haben automatische destruktive Gedanken keinen Platz mehr. Denn dann geht das Sicherheitsbedürfnis vor und das

Gehirn arbeitet auf Hochtouren daran, dass du dich nicht verläufst. Deine Hirnaktivität ist also auf Wahrnehmung, Einordnung und Orientierung ausgerichtet.

Außerdem wecken unbekannte Umgebungen Interesse und Neugierde, zwei Gefühle, die deine Vitalität stärken und dein Gefühlsspektrum wieder ein wenig erweitern. Wenn neue Situationen für dich ein direkter Auslöser für Angstgefühle sind, dann geh in kleinen Schritten vor: Bewege dich nur stückchenweise von bekannten Wegen weg, gehe einen Rundweg oder ein Stückchen vor und dann wieder zurück oder lass dich von jemandem begleiten, dem du vertraust.

Neue Sportarten ausprobieren

Aus demselben Grund, aus dem ich dir raten würde, unbekannte Wege beim Spazierengehen kennenzulernen, empfehle ich dir, auch neue Sportarten zu testen. Was wolltest du schon immer einmal ausprobieren? Was hat dich schon einmal neugierig gemacht? Vielleicht möchtest du auch etwas testen, was du dir bisher überhaupt nicht für dich vorstellen konntest. Dank zahlreicher frei zugänglicher Online-Angebote kannst du mittlerweile vieles von zu Hause aus in den eigenen vier Wänden ausprobieren, ohne dir Gedanken darüber machen zu müssen, ob du gerade eine gute Figur dabei machst.

Etwas zu tun, was du vorher noch nie getan hast, kann dich flexibel machen. Sowohl im Denken als auch im Handeln. Du kannst neue Fähigkeiten und Eigenschaften an dir entdecken, die dein Bild von dir selbst erweitern und dich immer neugieriger darauf machen, was du noch herausfinden und erleben kannst. Damit wächst auch deine Motivation, Ziele aktiv zu verfolgen, anstatt dich darauf zu konzentrieren, was du an schlimmen Ereignissen vermeiden möchtest. Auf diese Weise wird dein Leben lebendiger und reicher.

Authentische Beziehungen führen

Wie du bereits weißt, ist die Unterstützung durch andere Menschen besonders schützend für unsere mentale Gesundheit und einer der Hauptfaktoren für ein zufriedenstellendes Leben. Da viele Menschen in traumatischen Situationen dazu neigen, sich zunächst von anderen zurückzuziehen, möchte ich dir hier ein wenig Mut machen, diesem Impuls zu widerstehen, damit du erleben kannst, wie heilsam es ist, sich anderen Menschen anzuvertrauen und sich von ihnen verstanden und wertgeschätzt zu fühlen.

Dazu ist es außerdem hilfreich, sich nach und nach bei anderen Menschen immer authentischer mit seinen Gefühlen, Gedanken und Meinungen zu zeigen. Denn nur dann können wir uns in unserem Sosein auch tatsächlich angenommen fühlen. Ebenso wichtig finde ich, den Social-Media-Konsum so weit einzuschränken, dass wir noch genügend Zeit für „echte" Kontakte haben.

LASS DIR ZEIT

Womöglich ist es jetzt gerade noch zu früh für dich, meine Vorschläge umzusetzen. Das ist vollkommen in Ordnung. Du kannst dir dieses Kapitel jederzeit vornehmen, um dir mithilfe deiner sozialen Kontakte langfristig eine starke Resilienz aufzubauen. Beginne mit denjenigen Übungen, die dir leichter erscheinen, und arbeite dich mit zunehmender Erfahrung weiter vor zu den schwierigeren.

In diesem Kapitel wollen wir uns damit auseinandersetzen, was wir für unsere Widerstandskraft in Bezug auf unsere Beziehungen tun können.

Wie du weißt, können sich je nachdem, welche Grundbedürfnisse in deiner Kindheit nicht ausreichend befriedigt worden sind, deine wunden Punkte intensiv zeigen, wenn du dich abgelehnt, zurückgewiesen oder isoliert fühlst, wenn du dich mit einem anderen Menschen unsicher fühlst, wenn du dich anderen gegenüber als ungenügend wahrnimmst oder wenn du Kontakte als relativ spaßbefreit oder gar anstrengend empfindest.

Damit du dich in Zukunft in deinen Kontakten häufiger verbunden, sicher, zugehörig und wertvoll fühlen und den Menschen, die du magst, dein Vertrauen schenken kannst, zeige ich dir einige Möglichkeiten, wie du deine Beziehungen vertiefen und dich dabei mit der Zeit immer authentischer zeigen kannst.

Zugehörigkeit bewusst spüren

1. Erstelle eine Liste mit den Menschen, die dich bisher in deinem Leben begleitet haben. Konzentriere dich auf diejenigen, mit denen du dich verbunden gefühlt hast. Beginne in dem Alter, ab welchem du dich bewusst an deine Freunde, Freundinnen und Familienangehörigen erinnern kannst. Notiere dir auch jene Personen, zu denen du heute keinen Kontakt mehr hast.
2. Beschreibe, was dich mit diesen Menschen verbunden hat oder bis heute verbindet. Das können Eigenschaften sein, Ziele, Wünsche, Fähigkeiten, Interessen, Hobby oder Gruppen, zu denen ihr gehört habt. Was habt oder hattet ihr gemeinsam? Wie hast du dich mit diesen Menschen gefühlt? Was schätzt oder hast du besonders an ihnen geschätzt?
3. Ergänze deinen Aufschrieb mit Fotos von gemeinsamen Unternehmungen, an die du dich gerne zurückerinnerst, oder packe eine Kiste, in die du auch Erinnerungsstücke hineinlegen kannst.
4. Wähle eine Person aus, mit der du dich jetzt gerade verbunden fühlen möchtest. Denke an ein gemeinsames Erlebnis mit dieser Person und lass deine Erinnerungen so lebendig wie möglich vor deinem inneren Auge entstehen. Tauche möglichst intensiv in

schöne Erfahrungen ein. Spüre den angenehmen Gefühlen nach und wie sich diese in deinem Körper zeigen. Wo spürst du deine Freude? Wie fühlt sie sich an? Was könntest du tun, um dieses Gefühl noch intensiver werden zu lassen?

Übung: An liebe Menschen denken

Diese Übung eignet sich für dich, wenn es Menschen in deinem Leben gibt, zu denen du Vertrauen hast und von denen du dich gemocht fühlst.

1. Wir alle kennen Situationen, in denen wir uns einsam, isoliert, verunsichert, enttäuscht oder ängstlich fühlen. Auch wenn wir vielleicht in diesen Moment genau wissen, dass uns jetzt Trost oder Zuspruch guttun würde, ist es nicht immer möglich, uns sofort von anderen Menschen unterstützen zu lassen. Dann kann uns schon allein die Vorstellung guttun, wir könnten jetzt im Augenblick mit unserer besten Freundin oder unserem besten Freund reden. Wer könnte dir jetzt guttun? Ist dir eher nach einem verständnisvollen Gespräch oder brauchst du eine praktische Lösung? Werde dir darüber bewusst, was du dir jetzt von einem Menschen wünschen würdest.
2. Wer könnte dir diesen Wunsch am ehesten erfüllen? Mit wem würdest du jetzt am liebsten sprechen? Wer würde dich jetzt verstehen und tatkräftig unterstützen? Wer würde dir Trost spenden oder Mut zusprechen? Wer ist gut darin, Lösungen zu finden?
3. Schließe deine Augen und stell dir diese Person vor, wie sie vor dir steht oder neben dir sitzt. Schau ihr in die Augen und stell dir vor, wie du ihr davon berichtest, was dir auf dem Herzen liegt. Was würde sie jetzt sagen oder tun?
4. Alternativ kannst du dir auch vorstellen, dass sich all die Menschen, von denen du dich gemocht und unterstützt fühlst, um dich herum versammeln. Stell dir also beispielsweise vor, wie sie dich in einem Halbkreis umgeben und dich wohlwollend anschauen. Oder fühle, wie sie dich alle zusammen fest in den Arm nehmen und an sich drücken. Spüre dabei deinen Gefühlen nach.

Verabrede dich regelmäßig mit Menschen, von denen du dich wertgeschätzt fühlst

Auch wenn es dir aus unterschiedlichen Gründen schwerfallen kann, versuche, dich zu überwinden und dich regelmäßig zu verabreden. Wähle aus deiner Liste einen oder unterschiedliche Personen aus, mit denen du bisher schöne Erlebnisse geteilt hast und mit denen du dich sicher und geborgen gefühlt hast. Übe dich darin, Vorschläge zu machen, wo und wann ihr euch treffen und was ihr gemeinsam tun könntet.

Falls dir eine Entscheidung schwerfallen sollte oder es dir Angst einjagt, etwas vorzuschlagen, beginne zunächst mit einem Detail, beispielsweise der Uhrzeit. Je aktiver du dich in deine Beziehungen einbringst, mit eigenen Wünschen und Bedürfnissen, desto eher werden sich diese erfüllen und desto häufiger wirst du dich dabei in dir selbst sicher und stark fühlen können. Setze also nicht allzu viele Erwartungen in die anderen, sondern übernimm selbst deinen Teil der Verantwortung dafür, dass sich eure gemeinsamen Unternehmungen für dich befriedigend anfühlen. Natürlich mit einer gewissen Kompromissbereitschaft, denn auch deine Freunde und Freundinnen haben ihre eigenen Bedürfnisse.

Dieser Schritt erfordert, dass du bereits gut spüren kannst, nach welchen Erlebnissen und Gefühlen du dich sehnst und wie du diese in dir erzeugen kannst. Versuche dich daher bei diesen Überlegungen nicht zu sehr unter Druck zu setzen, sondern Raum zu lassen für Spontanität und Unvorhergesehenes. Falls es dir möglich ist, formuliere vorab einen Satz, der ausdrückt, was du an dieser Person wertschätzt, und nimm diesen auf dem Weg zu eurer Verabredung innerlich mit. Dieser Satz kann dir ein Gefühl der Zuneigung, des Vertrauens und der Nähe mit diesem Menschen schenken. Er wird dich dabei unterstützen, dich verbunden zu fühlen, dich zugewandt zu zeigen und deine Freude über ein Wiedersehen zu verstärken.

Bitten und Bedürfnisse äußern

Um deine Kontakte mit der Zeit immer authentischer zu gestalten und so häufiger in den Genuss zu kommen, dass deine Bedürfnisse und Wünsche gesehen und sogar erfüllt werden, geht es nun zum nächsten Schritt.

Eine große Angst ist häufig, dass uns andere Menschen eine schmerzhafte Absage erteilen, und das in einem Moment, in dem wir uns durch unsere Offenheit einer größeren Verletzlichkeit aussetzen. Uns authentisch zu zeigen, macht uns verletzlich. Auf der anderen Seite können wir nur auf diese Weise erleben, dass wir mit unseren Eigenschaften, Meinungen, Interessen, Wünschen und Bedürfnissen eben doch wertgeschätzt werden.

Beginne bei Personen in deinem Umfeld, mit denen du dich sicher fühlst. Überlege dir einen Wunsch oder ein Bedürfnis. Im nächsten Schritt überlege dir, was geschehen müsste, damit dieser Wunsch oder das Bedürfnis erfüllt werden könnte. Was könnten du oder eine andere Person konkret dafür tun? Um die Wahrscheinlichkeit zu steigern, dass der Wunsch oder das Bedürfnis Erfüllung findet, ist es sinnvoll, ihn oder es zu konkretisieren und daraus eine Bitte zu formulieren. Deshalb frage dich: Was wünschst du dir, das dein Gegenüber tut, um deinen Wunsch oder dein Bedürfnis zu stillen?

Bei einer Bitte solltest du darauf achten, eine konkrete Handlung zu beschreiben, von der du denkst, dass dein Gegenüber grundsätzlich die Fähigkeiten dazu hat, ihr nachzukommen. Bitte beispielsweise darum, für dich einen Brief zur Post zu bringen, dir etwas vom Bäcker mitzubringen oder darum, dich bei einem Kauf zu beraten.

Möchtest du ein Bedürfnis äußern, um dem anderen zu vermitteln, was du brauchst, kannst du dieser Person zusätzlich eine genaue Vorstellung davon geben, wie sie dir konkret dabei helfen kann, dieses Bedürfnis zu erfüllen. Bedürfnisse können wir zwar alle gut nachfühlen, weil sie jeden Menschen bewegen, aber die Strategien, wie wir das tun und was wir dazu brauchen, sind höchst individuell. Niemand wird deine Gedanken lesen und von allein verstehen, was du dir gerade erhoffst, wenn du es nicht direkt äußerst. Deine Mitmenschen benötigen genaue Hinweise, was du dir von ihnen wünschst.

Du könntest deinem Partner beispielsweise sagen, dass du dich nach Nähe mit ihm sehnst und ihn darum bittest, dich ganz fest in den Arm zu nehmen. Die Wahrscheinlichkeit, dass er dieser Bitte entsprechen wird, ist weit höher, als wenn du lediglich dein Bedürfnis nach Nähe äußerst. Übe dich also darin, zunächst für dich selbst herauszufinden, was genau du von anderen Menschen brauchst, um dich wohlzufühlen.

Und so könnte sich das anhören:

- „Ich würde mich sehr darüber freuen, wenn du mich besuchen kommen würdest. Ginge das?“
- „Ich wünsche mir von dir, dass du mir für meine Geburtstagsfeier deinen leckeren Käsekuchen mitbringst. Wäre das möglich?“
- „Ich brauche meine Autonomie. Bitte lass mich selbst entscheiden, ob ich mit dem Rad oder mit dem Auto fahren möchte.“

Bei Bitten ist es hilfreich, möglichst für den anderen offenzulassen, ob er deiner Bitte entsprechen kann oder möchte oder auch nicht. Damit nimmst du sowohl für dich als auch den anderen den Druck aus der Situation und erhöhst die Wahrscheinlichkeit, dass du eine ehrliche Antwort bekommst.

Sich mit einer Schwäche zeigen

Vielleicht liest sich das für dich widersprüchlich. Wie sollst du dich stärker fühlen, wenn du dich „schwach“ oder verletzlich zeigst? Das wirst du tatsächlich erst dann erleben können, wenn du es ausgetestet hast. Du kannst beispielsweise eine peinliche Situation erzählen, die du erlebt hast. Oder du kannst einem Menschen, von dem du dich gemocht fühlst, davon berichten, was du nicht gut kannst oder was dir schwerfällt.

Beginne mit Dingen, für die du dich nicht abwertest. Dinge, die dir zwar etwas unangenehm sind, dir jedoch nicht den Eindruck vermitteln, dass sie deinen Wert als Mensch mindern. Übe dich darin, dich über diese Dinge mit deinen Freunden auszutauschen und dich dabei mit all deinen Gedanken und Gefühlen zu zeigen. Wenn du als Gegenüber Menschen auswählst, die selbst authentisch, wohlwollend und gnädig mit sich und anderen sind, kannst du ziemlich spannende Erfahrungen sammeln.

Mit dieser Strategie kannst du in kleinen Schritten deine negativen Überzeugungen über dich und andere prüfen und sogar verändern. Ich bin mir sicher, dass du einige positive Überraschungen erleben wirst. Die meisten Menschen reagieren auf eine Selbstöffnung mit Verständnis und damit, dass sie sich selbst ebenfalls öffnen. Du könntest also erleben, wie sich eine Freundin ebenfalls mit etwas Peinlichem outet und ihr beide euch dadurch verbundener fühlt und vielleicht über eure kleinen „Schwächen“ lacht.

Konflikte ansprechen

Das ist wohl eine der Königsübungen, die du dann angehen kannst, wenn du dich bereits einigermaßen sicher damit fühlst, Wünsche, Bitten und Bedürfnisse zu äußern. Beginne auch hier mit Personen, bei denen es dir etwas leichterfällt. Für manche Menschen ist es leichter, bei fremden Menschen etwas Unangenehmes anzusprechen, für andere eher bei Menschen, die ihnen nahestehen. Das hat damit zu tun, dass manche bei fremden Menschen nicht so leicht kränkbar sind, weil ihnen deren Meinung nicht so viel bedeutet. In engeren Verbindungen würden sie dagegen eher befürchten, die bisherige Wertschätzung verlieren zu können. Andere wiederum wollen sich sicher darin fühlen, dass sie auch dann noch gemocht werden, wenn sie Kritik äußern oder anderer Meinung sind. Das lässt sich eher in engeren Beziehungen erreichen.

Konflikte anzusprechen ist oft nicht leicht. Dadurch verpassen wir jedoch bedeutsame Möglichkeiten, echte und ehrliche Auseinandersetzungen zu erleben und uns auf dieser Grundlage weiterzuentwickeln. Stattdessen neigen manche Menschen eher dazu, Freundschaften oder Partnerschaften zu beenden, bevor sie sich schwierigen Konfliktthemen nähern. Ich bin mir sicher, dass wir uns als Gesellschaft in eine positive Richtung weiterentwickeln könnten, wenn wir uns gemeinsam darin üben würden, unsere Angst vor Konflikten zu überwinden und uns genau darin üben würden. Damit du dich darin versuchen kannst, gebe ich dir im Folgenden einige Ideen dazu.

Die gewaltfreie Kommunikation nach Marshall B. Rosenberg hat wunderbare Methoden entwickelt, um Konflikte vorwurfsfrei und wertschätzend ansprechen zu können. Die folgende Vier-Schritte-Methode habe ich dem Buch der Kommunikationstrainerin Serena Rust[75] entnommen und auf unsere Zwecke zugeschnitten.

1. Beobachte, anstatt zu bewerten: Formuliere zunächst, was dich irritiert hat. Beschreibe möglichst objektiv, was du gesehen und gehört hast. Vermeide wertende Begriffe und Vorwürfe.
   Beispiel: „Du hast gestern zu mir gesagt, dass ich nach zwei Stunden auf deine Nachricht geantwortet habe. Du hast dich dabei verärgert und enttäuscht gefühlt, weil du früher mit einer Antwort gerechnet hast. Du hast gedacht, dass das bedeuten könnte, dass du mir nicht wichtig bist."
2. Äußere deine Gefühle ohne Vorwürfe, anstatt zu interpretieren. Was hast du dabei gefühlt? Was fühlst du, wenn du dich daran erinnerst?
   Beispiel: „Das hat mich erschrocken, mir leidgetan und gleichzeitig habe ich mich verunsichert gefühlt."

3. Äußere deine Bedürfnisse, anstatt eine Strategie zu nennen. Überlege dir, welches Bedürfnis hinter deinen Gefühlen stecken könnte, und spüre nach, ob du dort einen Mangel entdecken kannst.
   Beispiel: „Ich brauche meine Selbstbestimmung.“
4. Äußere eine Bitte, statt zu fordern.
   Beispiel: „Ich möchte für mich einen geeigneten Zeitraum bestimmen können, wann ich mich mit deiner Nachricht beschäftige. Denn ich möchte meine Antwort in Ruhe und bedacht formulieren. Geht das?“

Zusammengefasst hört sich das also so an:
„Du hast gestern zu mir gesagt, dass ich nach zwei Stunden auf deine Nachricht geantwortet habe. Du hast dich dabei verärgert und enttäuscht gefühlt, weil du früher mit einer Antwort gerechnet hast. Du hast gedacht, dass du mir nicht wichtig bist. Das hat mich erschrocken, mir leidgetan und gleichzeitig habe ich mich verunsichert gefühlt, weil ich Selbstbestimmung und einen gewissen Freiraum brauche. Ich möchte für mich einen geeigneten Zeitraum bestimmen können, wann ich mich mit deiner Nachricht beschäftigen möchte. Denn ich möchte meine Antwort in Ruhe und bedacht formulieren. Geht das?“

Konstruktive Kritik äußern

Ähnlich wie Konflikte können wir auch Kritik äußern. Auch hierbei ist es wichtig, dass wir Beobachtungen eines bestimmten Verhaltens schildern, ohne dabei zu werten, zu interpretieren oder die gesamte Person zu kritisieren. Sätze, die mit „Du bist …“ beginnen oder Verallgemeinerungen wie „immer“ oder „nie“ enthalten, sind dabei wenig hilfreich.

Kritische Äußerungen werden dann konstruktiv, wenn sie Verhaltensweisen beschreiben, die von der jeweiligen Person geändert werden können, also grundsätzlich ihren Fertigkeiten entsprechen oder wo Fähigkeiten durch Übung weiterentwickelt werden können. Sprechen wir beispielsweise eine fehlerhafte Rechtschreibung bei einem Menschen an, der an Lese-Rechtschreib-Schwäche leidet, ist das wenig konstruktiv.

Grundsätzlich kannst du auch hier die Vier-Schritte-Methode aus dem vorigen Abschnitt anwenden. Denn dadurch wird ersichtlich, was das Verhalten in dir ausgelöst hat, was du dir von einer Verbesserung erhoffen würdest und wie du dir das vorstellen könntest. Eine positive Absicht wird so besonders gut deutlich. Des Weiteren kannst du Kritik abmildern, indem du positives Feedback voranstellst. Dadurch kann sich das Gegenüber grundsätzlich wertgeschätzt fühlen. Die Wahrscheinlichkeit, dass er oder sie dann für konstruktive Anmerkungen offenbleibt, erhöht sich auf diese Weise.

Eine abweichende Meinung äußern

Auch das ist keine leichte Aufgabe. Dennoch bleibt es unerlässlich auch für unsere gesellschaftliche Weiterentwicklung, verschiedene Ansichten und Meinungen auszutauschen und auszuhalten.

Der direkte Austausch zwischen Menschen eignet sich dafür besonders gut. In gemütlicher und sicherer Zweisamkeit oder Runde können wir einander besser kennenlernen und Wissen, Ideen und Überlegungen austauschen, die uns anregen. Herausfordernd wird diese Übung dadurch, dass wir uns vielleicht in diesen Moment davor fürchten, das Gesicht zu verlieren oder abgelehnt zu werden.

Ich zeige dir nun einige Kniffe, wie du dich dazu ermutigen kannst und wie du deine Meinung so äußern kannst, dass du eher Neugierde statt Entrüstung oder Ablehnung weckst.

- Werde dir darüber bewusst, wozu es gut sein könnte, deine eigene Meinung zu äußern. Du könntest beispielsweise für dich oder deine Werte einstehen und dich dabei stark und wirksam fühlen. Du könntest dich über dein Wissen und deinen Verstand freuen, weil du erkennst, wie du andere Menschen zum Nachdenken anregst und ihren Horizont erweiterst. Du könntest eine Freundschaft vertiefen, indem du der anderen Person das Vertrauen in sie schenkst, dass sie eine abweichende Meinung aushalten kann und du ihr dabei hilfst, dich noch besser kennenzulernen. Es könnte eine fruchtbare Diskussion entstehen, in der auch du deinen Horizont erweitern kannst.
- Wenn du dich unter einer ganzen Gruppe Andersdenkender befindest, solltest du einen guten Grund haben, dich dieser Situation auszusetzen. Beispielsweise, weil es dir jetzt gerade wichtig ist, deine Werte ernst zu nehmen und deshalb Stellung zu beziehen.
- Ermutige dich, indem du dein Erleben, dein Wissen und deine Gedanken wertschätzt. Du bist ein wertvoller Mensch genau wie jeder andere. Auch dir steht es zu, dich mit deinen Meinungen zeigen zu dürfen.
- Wenn die Meinung einer anderen Person nicht deinen Werten entspricht, kann das starke Gefühle auslösen. Atme zuerst so lange tief durch oder baue deine überschüssige Energie durch Bewegung ab, bis du wieder klar denken kannst. Dann sammle dich und finde heraus, welche deiner Werte verletzt worden sind. Entscheide bewusst, ob sie es dir wert sind und der Moment günstig ist, um dich jetzt damit zu zeigen.
- Geh zuerst sicher, dass du richtig verstanden hast, was dein Gegenüber dir mitteilen wollte. Frag beispielsweise nach: „Habe ich dich gerade richtig verstanden, dass du gegen ein Tempolimit auf Autobahnen bist? Du möchtest gerne selbst entscheiden können, wie schnell du fährst? Betrifft das alle Autobahnstrecken oder bestimmte Strecken?“

- Stell Fragen, um zu verstehen, wie dein Gegenüber zu dieser Meinung kommt. Versuche, dabei offen zu bleiben. Auch deine Annahmen könnten auf lückenhaftem Wissen oder fehleranfälligen Schlüssen basieren. So könntest du ein Gespräch eröffnen: „Es hört sich so an, als hättest du dir einige Gedanken über dieses Thema gemacht. Ich würde gern verstehen, wie du zu dieser Schlussfolgerung kommst. Erzähl mir mehr darüber."
- Wenn du den Eindruck hast, dass du genügend Informationen erhalten hast, wie dein Gegenüber zu welcher konkreten Meinung gekommen ist, kannst du deine eigenen Gedanken dazu äußern. „Das hört sich spannend an, was du erzählst. Ich habe mir dazu auch schon viele Gedanken gemacht und merke, dass ich dabei andere Schlüsse gezogen habe. Wärst du interessiert an einem Austausch?" Wenn du zunächst offenlässt, ob der oder die andere überhaupt offen für ein Gespräch ist, erhöhst du die Wahrscheinlichkeit, dass er oder sie tatsächlich zuhört und zu verstehen versucht, was du zu sagen hast. Du nimmst die Person und ihre Bedürfnisse ernst und erkennst an, dass sie sich möglicherweise vor abweichenden Gedanken schützen möchte. Natürlich gibt es auch Situationen, in denen vollkommen klar scheint, dass eine Person nicht offen ist für andersartige Gedanken. Dann kann es dennoch für deine eigene Selbstachtung wichtig sein, Stellung zu beziehen. Bleib dann möglichst konkret und knapp, denn in dieser Situation sind weiterführende Ausführungen meistens eher kontraproduktiv. Du musst dich nicht erklären oder rechtfertigen, denn du selbst weißt, weshalb du dieser Meinung bist.
- Versuche in Diskussionen die Gedankengänge und Schlussfolgerungen anderer wertzuschätzen. Jeder Mensch hat seine eigene Erfahrungsgeschichte und es gibt immer Gründe, weshalb wir unterschiedliche Ansichten und Überzeugungen haben und uns schwertun, einige davon infrage zu stellen.

Radikale oder ideologische Ansichten sind besonders schwer zu diskutieren, denn sie basieren oft nicht auf Fakten. Angesichts der manipulativen Gesprächstaktiken, die diese Ansichten begleiten, entstehen intensive Ohnmachtsgefühle, die uns wütend machen können. Das ist wenig fruchtbar. Du darfst dich selbstverständlich dazu entschließen, dich aus dieser Art von Gesprächen herauszuhalten oder dich davon zurückzuziehen, um deine Selbstachtung zu bewahren.

Fokussiere dich bei all deinen sozialen Kontakten darauf, was dich erfreut, dich hoffnungsvoll stimmt, dich optimistisch in die Zukunft blicken lässt und dich wertvoll und wirksam fühlen lässt. Das erfordert von dir, dass du auch nach Treffen mit Familie oder Freundinnen möglichst konstruktiv darüber nachdenkst, was du erlebt hast. Sei also achtsam, was dir dabei durch den Kopf geht, und prüfe negative Gedanken auf ihren Realitätsgehalt. Bleibe möglichst offen für alternative Erklärungen, wenn du dich durch ein konkretes Verhalten von anderen gekränkt gefühlt hast, oder versuche mögliche Missverständnisse im Nachhinein durch ein Gespräch aufzuklären.

Vor allem positive und stärkende Erfahrungen kannst du dazu nutzen, um negative Glaubenssätze zu hinterfragen oder gar in neue positivere Sätze zu verwandeln. Dabei helfen dir folgende Fragen, die du dir nach einem Treffen stellen kannst.

- Was habe ich in dieser Situation über mich selbst gelernt? Welche meiner positiven Eigenschaften haben sich gezeigt? Welche Fähigkeiten habe ich genutzt, um dieses Treffen angenehm zu gestalten oder mich authentisch zu zeigen?
- Was habe ich über diesen Menschen und sein Verhalten gelernt? Welche Eigenschaften und Fähigkeiten schätze ich an diesem Menschen? Was verbindet mich mit dieser Person?
- Was möchte ich das nächste Mal anders machen? Welche anderen Handlungsmöglichkeiten kann ich in einer zukünftigen Situation nutzen, um diese zu einem zufriedenstellenderen Ausgang zu bringen?

Solltest du Situationen erleben, in denen du dich nicht wohlfühlst oder es zu Streitigkeiten kommt, bleibe in der Nachverarbeitung ebenfalls möglichst konstruktiv. Überlege dir mit einigem Abstand zu deinen Gefühlen, was du nächstes Mal anders machen möchtest. Achte darauf, dass du selbstabwertenden Gedanken keine Macht über dich gibst. Lass sie möglichst vorbeiziehen oder versuche sie zu überprüfen, wenn sie besonders quälend sind. Was spricht dafür, dass sie wahr sein könnten, was spricht dagegen?

Auch wenn es nicht immer einfach ist, versuche deine Gefühle zunächst zu beobachten und ein wenig Abstand von ihnen zu bekommen, indem du dich z. B. in der Natur bewegst. Fokussiere dich darauf, was du für dich lernen kannst und in der Zukunft ausprobieren möchtest. Übe das gedanklich immer wieder ein, indem du dir eine ähnliche Situation vorstellst und neue Handlungsmöglichkeiten in deiner Vorstellung trainierst. Dann wird es dir leichterfallen, dich nächstes Mal daran zu erinnern, was du anders machen möchtest.

Reduziere den Druck in deinem Leben

Wir leben in einer Leistungsgesellschaft, in der Perfektionismus gefördert und oft sogar ausdrücklich erwünscht ist. Aus diesem Grund fällt es uns schwer, auch einmal fünfe gerade sein zu lassen und unsere Ansprüche an uns selbst so weit zu reduzieren, dass wir überhaupt die Chance dazu haben, ihnen entsprechen zu können. Auf der anderen Seite ist es unerlässlich für unsere Lebenszufriedenheit, dass wir überhöhten Ansprüchen abschwören und gnädig mit uns selbst sind. Andernfalls werden wir uns selbst immer wieder enttäuschen und uns immer ungenügender fühlen.

Wenn wir den Eindruck haben, dass wir selbst in Beruf und Alltag in einem gewissen Rahmen mitbestimmen können, wie, was und wann wir etwas tun, fühlen wir uns zufriedener, wirksamer und sind dadurch resilienter. Aus diesem Grund findest du im Folgenden einige

Anregungen, die dich dabei unterstützen sollen, mehr Freiheit und Kontrolle bei deiner Arbeit zu erleben.

Mach ausreichend Pausen

Überstunden sind in einigen Berufen gang und gäbe. Fachkräftemangel, eingesparte Personalkosten und zunehmende Krankheitsfälle scheinen es oft unmöglich zu machen, die festgelegten Arbeitszeiten einzuhalten. Befürchtungen, den Arbeitsplatz zu verlieren oder Kolleginnen zu belasten, wenn man sich gegen Überstunden oder zusätzliche Schichten entscheidet, können ein inneres Dilemma befeuern, welches langfristig in die Überforderung führen kann.

Bitte mach dir bewusst, dass du niemandem helfen kannst, wenn du selbst vollkommen erschöpft und ausgelaugt bist! Wenn du dich langfristig überforderst, wird deine körperliche und mentale Gesundheit darunter leiden. Sich beispielsweise von einem Burnout zu erholen, braucht Zeit, in der du nicht arbeiten und womöglich auch nicht in dem Maße für deine Familie da sein kannst, wie du es dir wünschst. Es ist nicht egoistisch, sich um seine eigenen Kräfte und seine Gesundheit zu kümmern und sich vor Überlastung zu schützen. Es dient sogar dem Gemeinwohl, sich langfristig darum zu bemühen, gesund und arbeitsfähig zu bleiben.

Prüfe also gemeinsam mit Vorgesetzten und Kollegen, wie Tätigkeiten neu verteilt werden könnten oder welche Optionen es gibt, deine Arbeitszeit zukünftig besser einzuhalten. Prüfe auch deine Katastrophengedanken und Befürchtungen, inwiefern tatsächlich etwas dran sein könnte, was dagegenspricht und welche Handlungsmöglichkeiten du hättest, falls sie sich bewahrheiten sollten. Was könntest du tun, wenn du gekündigt wirst? Was könntest du tun, wenn eine Kollegin ihren Unmut darüber äußert, dass du nicht mehr alle Aufgaben erledigen kannst? Unterstütze dich dabei, indem du dir die guten Gründe für eine geregelte Arbeitszeit immer wieder vor Augen führst.

PAUSEN SIND GUT FÜR KÖRPER UND GEIST

Geist und Körper benötigen Pausen. Aus der Lernforschung wissen wir, dass Gelerntes in Pausen und im Schlaf mit anderen Gedächtnisinhalten in Beziehung gesetzt und schließlich abgespeichert wird. Nicht allein die Wiederholung von Inhalten ist also entscheidend, sondern auch, ob das Gehirn die notwendige Zeit erhält, um die Inhalte sinnvoll in die Netzwerke des bereits Gelernten und Erfahrenen integrieren zu können. Außerdem kann der Körper sich in Pausen entspannen und neue Energie tanken.

Spätestens wenn du innerlich unruhig wirst, dich nicht mehr konzentrieren kannst oder einen Bewegungsdrang verspürst, solltest du dir zumindest fünf Minuten Auszeit gönnen. Falls das in deinem Beruf schwierig ist, ist vielleicht ein Toilettengang geeignet, um dir ein wenig Zeit zu verschaffen. Vielleicht kannst du hinter verschlossenen Türen für einen Moment die Augen schließen, einige Male tief durchatmen und deine Muskeln bewusst entspannen. Bei Bildschirmarbeit solltest du spätestens nach eineinhalb Stunden etwa fünf Minuten Pause einlegen. Nach drei bis vier Stunden benötigt das Gehirn eine fünfzehnminütige Unterbrechung.

Falls es tatsächlich keinerlei Möglichkeit gibt, dich in deinem Arbeitspensum zu entlasten: Welche anderen beruflichen Optionen hast du? Welche Stellenangebote gibt es in deinem Bereich? Was bräuchtest du, um deinen Arbeitsplatz zu wechseln?

Gestalte deinen Arbeitsplatz

Eine individuell gestaltete Arbeitsumgebung kann dazu beitragen, dass du dich wohl, sicher und kraftvoll fühlst. Gegenstände oder Fotos, die mit schönen Erlebnissen verknüpft sind, können dir in stressigen Zeiten eine wertvolle Stütze bieten. Auch ein ergonomischer Schreibtisch und Stuhl können zum Wohlbefinden beitragen.

Falls es dir möglich ist, kannst du dein Büro oder deinen Schreibtisch persönlicher gestalten. Mit welchen Fotos oder Gegenständen möchtest du dich umgeben? Könnten dir Pflanzen ein entspannteres Gefühl geben?

In einem meiner Schränke befindet sich beispielsweise ein kleines Fläschchen meines Lieblingsparfums. Wenn ich mich angespannt fühle, versprühe ich ein wenig davon im Raum. Der Duft erinnert mich an einen besonders schönen Familienurlaub. Ich schließe die Augen, lasse mich eine Weile in den Sand fallen, lausche dem Meeresrauschen und spüre die Wärme der Sonne auf der Haut. Das entspannt mich und löst in mir ein Gefühl von Freude, Kraft und Zugewandtheit aus, die ich in meiner Arbeit brauche.

Vielleicht findest du auch etwas, das dir in Krisen schnelle Entlastung bieten kann. Du könntest einen kleinen Talisman in der Tasche tragen, den du unbemerkt berühren kannst, um für kurze Zeit in einer Erinnerung zu schwelgen, die dich wieder auftankt.

Gib deinem Tun einen Sinn

Selbst wenn du am Fließband sitzt und Wasserhähne zusammenschraubst und jeden Tag dieselbe Tätigkeit ausführst, kannst du darin einen Sinn entdecken. Beispielsweise den, dass du Menschen durch deine Arbeit dabei hilfst, jederzeit Zugang zu Wasser zu haben. Einen Sinn in unseren Aktivitäten zu erkennen, hilft uns dabei, uns selbstbestimmt, wertvoll und wirksam zu fühlen. Wir können einen Beitrag für die Gemeinschaft leisten und uns dadurch wichtig, gebraucht und verbunden fühlen.

Der Sinn, den wir einer Tätigkeit zuschreiben, ist dabei nicht nur davon abhängig, wozu diese Tätigkeit gut ist, sondern auch von unseren Werten. Entspricht eine berufliche Tätigkeit in keinster Weise den eigenen Werten, kann es besonders schwierig sein, sich damit wirklich zufrieden und ausgeglichen zu fühlen.

Wenn Menschen einen Sinn in ihrem Leben finden, der ihren Werten entspricht, steigt ihre Lebenszufriedenheit. Sie fühlen sich wirksam, selbstbestimmt, wertvoll, von innen heraus motiviert, mutig und fähig. Was also in deinem Leben könnte dir Sinn geben? Welchen Sinn möchtest du deiner beruflichen Tätigkeit geben?

Übrigens: Eine vollständige Übereinstimmung mit deinen Werten ist nicht nötig. Manchmal kommen wir mit einem Kompromiss weiter, als dem „perfekten" Job nachzujagen. Du könntest beispielsweise auch daran arbeiten, deinen Werten, die du im Beruf nicht leben kannst, in deinem Privatleben einen Platz zu geben. Gibt es in deinem Alltag etwas, das du tust, was deinen Werten entspricht und du als sinnhaft erlebst? Möchtest du vielleicht etwas Gemeinnütziges tun, um noch mehr Sinn in deinem Leben zu erleben?

Prüfe deine inneren Leistungsansprüche

Menschen, die einen Burn-out erleiden, brechen nicht nur häufig unter der Last gesundheitsgefährdender Arbeitsbedingungen zusammen, sondern neigen auch dazu, sich aufgrund eines hohen Leistungsanspruchs zu verausgaben. Sie wollen es richtig machen, vielleicht sogar besser als die Kollegen. Wenn du dich bei solchen Gedanken ertappst, kannst du dich entlasten, indem du dir eingestehst, dass du einige deiner überhöhten Erwartungen an dich nie vollständig erfüllen können wirst. Bremse dich selbst aus und schraube deine Erwartungen auf ein Maß herunter, dem du gerecht werden kannst, ohne deine Gesundheit damit zu gefährden.

Das bedeutet allerdings, dass du dich mit deinen Grenzen auseinandersetzen musst. Du musst dich der Tatsache stellen, dass du nicht perfekt bist, genauso wenig wie jeder andere Mensch auf der Welt. Das kann die unterschiedlichsten Gefühle hervorrufen, die du vielleicht im Moment noch durch übermäßiges Engagement verdrängst. Es ist nicht leicht, die eigenen Schwächen und Grenzen anzusehen und dabei einen wohlwollenden Blick auf sich selbst zu behalten.

Fragen, die dich dabei unterstützen können, deine Grenzen besser zu achten, können sein:

- Wozu ist es gut, dass ich mich bei der Arbeit überlaste? Was habe ich davon? Könnte ich das durch etwas anderes erreichen?
- Was könnte ich heute liegen lassen, ohne dass es kurzfristig zu dramatischen Folgen führt?
- Wenn ich heute mehr Pausen mache und meine Arbeitszeit einhalte, was verändert sich dann für mich? Welche realistischen positiven und negativen Folgen können sich daraus ergeben?
- Wen könnte ich um Unterstützung oder Hilfe bitten bei der Erledigung von Aufgaben, welche Aufgaben könnte ich delegieren?
- Was kann ich von anderen lernen, die sich nicht überarbeiten? Welche ihrer Strategien kann ich übernehmen?
- Bei welchen meiner heutigen Tätigkeiten reichen 80% meines Energieaufwands aus, um sie ausreichend gut zu erledigen?
- Woran spüre ich, dass ich eine Pause brauche? Was braucht mein Körper, damit er sich entspannen und Energie tanken kann?
- Wer könnte mich dazu ermutigen, mehr auf meine Grenzen zu achten?

KÜNDIGEN ALS SELBSTBESTIMMTER AUSWEG

Falls du in der Arbeit dauerhaft überlastet bist und es nicht mehr in deiner Hand liegt, daran etwas zu ändern, oder du sogar unter einer eingefahrenen Mobbingsituation leidest, empfehle ich dir, einen anderen Arbeitsplatz zu suchen. Es ist zwar unfair, dass du gehst und nicht die Täter, aber der Entschluss zu gehen führt für dich langfristig zu Entlastung, mehr Energie, innerer Stärke und Widerstandskraft – wenn du diesen Weg nicht als „Aufgeben", sondern als konstruktive und selbstbestimmte Lösung erkennst. Denn in dieser Handlungsoption kannst du deine Kontrolle zurückerlangen: Du entscheidest, wie und wann du gehen möchtest. Lass dich dabei unterstützen, wenn dir dieser Schritt sehr schwerfällt!

Lerne mit Misserfolgen umgehen

Eine potenziell kränkende Erfahrung liegt in Misserfolgen und Fehlern. Leider haben wir hierzulande keine gesunde Fehlerkultur. Wir neigen dazu, sie zu vertuschen oder zu verdrängen, um uns nicht unzulänglich fühlen zu müssen. Wenn jedoch niemand seine Fehler zeigt, verstärkt sich dabei der Glaube daran, dass Fehler und Misserfolge eine Schwäche seien.

Lass uns also gemeinsam daran arbeiten, eine wohlwollende und gesündere Fehlerkultur zu etablieren, damit du dich zukünftig nicht mehr abwerten musst, sondern zu dir stehen und dich darin gestärkt und insgesamt als „ausreichend gut" erleben kannst.

1. Prüfe deinen Anteil: Sowohl bei Erfolgen als auch Misserfolgen haben wir meist nur einen Anteil daran, was zu dem jeweiligen Ergebnis geführt hat. Manchmal braucht es schlicht auch eine Portion Glück oder Unterstützung durch andere, damit wir erfolgreich in etwas sind. Diese Dinge kannst du nicht beeinflussen. Prüfe also realistisch, welche Faktoren zu dem jeweiligen Ergebnis geführt haben.
2. Übernimm Verantwortung für deinen Anteil und bleibe konstruktiv. Gibt es noch etwas, was du nachträglich tun kannst, um die Situation zu verbessern? Dann tu es. Möchtest du um Verzeihung für etwas bitten, das einen anderen geschädigt haben könnte? Dann tu es. Und tu es aus einer aufrechten Haltung heraus: Mach dir bewusst, dass es Stärke braucht, zu Misserfolgen und Fehlern zu stehen. Ermutige dich dazu, dich zu zeigen, auch in deiner Stärke, mit diesen Dingen offen umzugehen. Tu, was du tun kannst und möchtest, um deine Achtung vor dir selbst und deinem Einsatz, den du gezeigt hast, zu stärken. Versuche dabei, dich nicht zu rechtfertigen.
3. Mach dir deine Stärken, dein Engagement und deine bisherigen Erfolge bewusst: Versuche nicht allzu lange in wertenden Gedanken zu verweilen, sondern wechsle die Perspektive. Auch wenn

dir gerade etwas nicht gelungen ist, bin ich mir sicher, dass du in anderen Situationen bereits erfolgreich warst. Hast du beispielsweise einen Führerschein? Dann mach dir bewusst, welche Fähigkeiten und Eigenschaften du verwendet hast, um diese nervenaufreibende Prüfung zu bewältigen. Welche Stärken und positiven Eigenschaften kannst du in deinen bisherigen Erfolgen erkennen? Wertschätze dein Engagement für die aktuelle Situation und mach dir bewusst, wie viel Kraft und Energie du hineingesteckt hast.

4. Prüfe deine Glaubenssätze: Misserfolge verführen uns dazu, unsere alten Glaubenssätze über unser scheinbares Unvermögen zu bestätigen. Sei also auf der Hut und prüfe, was diese Situation gerade tatsächlich über dich aussagt. Ist es wirklich so, dass das Durchfallen durch eine einzige Prüfung beweist, dass du in deinem Studium gänzlich versagen wirst?
5. Konzentriere dich auf dein Wachstumspotenzial: Was ist dir in dieser Situation bereits gut gelungen? In welchen Aspekten hast du ein ausreichend gutes Ergebnis erzielen können? Untersuche erst anschließend die Fehlerquellen und überlege dir, welche Fähigkeiten du noch ausbauen könntest oder welche Eigenschaften du in Zukunft in dir stärken möchtest, um dich weiterentwickeln zu können. Achte dabei darauf, dass du nicht darüber nachdenkst, was du hättest anders machen können, sondern was du nächstes Mal anders machen willst.

Sorge gut für dich

Nimm dir im Alltag genügend Freiraum, um gut für dich zu sorgen. Auch kleine Aspekte können bereits dazu beitragen, dass du dich ein wenig wohlerfühlst. Ich denke da beispielsweise an deine Sitzposition bei der Arbeit, Lieblingsmusik während des Bügelns, einen kurzen Mittagsschlaf, einige Seiten Lektüre in einem Buch oder auch nur ein tiefes Seufzen, wenn du dich gerade angespannt fühlst.

Manchmal reichen schon kleine Veränderungen aus, um uns wieder verbundener mit uns selbst zu fühlen. Nutze deinen Smartphone-Wecker als Erinnerungsstütze dafür, dass du immer mal wieder nachschaust, was du gerade für dich tun könntest.

Die Fähigkeit, dich um dich selbst zu kümmern, stärkt nicht nur dein Vertrauen in dich selbst und lässt dich wertvoller fühlen, sondern sie lässt dich auch sicher und geborgen in dir selbst fühlen. Darüber hinaus macht es Spaß, sich schöne Momente zu schaffen oder auch weniger schöne Augenblicke ein klein wenig angenehmer zu gestalten.

Wenn du Lust dazu hast, dich etwas mehr herauszufordern und gleichzeitig besser kennenzulernen, kann ich dir einen Kurzurlaub allein empfehlen. Allein zu reisen oder auch nur einen Tagesausflug in eine andere Stadt zu unternehmen, kann dich in vielerlei Hinsicht bereichern. Das kann ich aus eigener Erfahrung bestätigen. Um an diesem Buch zu schreiben, habe ich eine ganze Woche allein in Spanien verbracht. Ich liebe es, allein unterwegs zu sein. In diesen Momenten kann ich mich ganz auf mich selbst konzentrieren und tun und lassen, wonach mir der Sinn steht. Auf sich selbst zurückgeworfen und ohne Ablenkung gelingt es besonders gut, herauszufinden, was du brauchst und wie du dir deine Bedürfnisse und Wünsche aus eigener Kraft erfüllen kannst. Das fühlt sich nicht nur ungemein selbstbestimmt an, sondern auch stark, befriedigend, selbstsicher und befreiend.

Falls du also neugierig darauf bist und dich gerne ein wenig herausfordern möchtest, kann ich dir eine kurze Reise oder einen kleinen Ausflug allein nur empfehlen – selbst ein kurzer Besuch in deinem Lieblingscafé kann Wunder wirken und selbstfürsorglich und stärkend sein.

SCHLUSSWORT

Ich hoffe sehr, dass dich all die Informationen und Übungen, die ich dir zusammengestellt habe, dabei unterstützen, deinen eigenen Weg zu finden. Ich wünsche dir, dass du den Mut findest, einen Schritt nach dem anderen zu gehen und dir dabei so viel Zeit zu lassen, wie du brauchst.

Vielleicht gelingt dir nicht alles auf Anhieb und du entdeckst, dass dir einige Übungen nicht leicht von der Hand gehen. Sei versichert, dass das vollkommen in Ordnung ist. Ich bin sicher, dass du deinen eigenen Weg nach und nach finden wirst.

Du bist ein wertvoller Mensch, genau so, wie du bist. Du darfst dich und deine Bedürfnisse ernst nehmen und dir den Raum nehmen, dich langsam zu entfalten. Ich wünsche dir von Herzen, dass du Freude und Zuversicht in dir kultivieren kannst. Hab Spaß dabei, dich zu entdecken! Ich bin mir sicher, dass du wunderbare Erkenntnisse gewinnen und viele Überraschungen erleben wirst, wenn du den Mut fasst, etwas zu verändern. Sei stolz auf dich und das, was du erreicht hast.

Und bitte lass dich von professioneller Seite unterstützen, wenn du bemerkst, dass deine Kräfte noch nicht ausreichen, um dich alleine aus deiner jetzigen Situation zu befreien.

Fühl dich gedrückt von mir! Ich wünsche dir alles erdenklich Gute und Liebe. Ich bin mir sicher, dass eine schönere Zukunft auf dich wartet, die von dir erobert werden möchte.

Sonja Unger

ANHANG

Hilfreiche Adressen

Telefonseelsorge
Die Telefonseelsorge hat ein offenes Ohr für alle Anliegen, telefonisch, online, per Chat oder persönlich: Tel. 0800/1110111 oder www.telefonseelsorge.de

Informationsplattform zum ärztlichen Bereitschaftsdienst
Das Patienten-Navi hilft dir, eine passende Behandlung für deine Beschwerden zu finden: www.116117.de

Psychotherapie-Informationsdienst
Der Psychotherapie-Informationsdienst (PID) des Berufsverbandes Deutscher Psychologinnen und Psychologen e.V. berät bei der Wahl einer geeigneten Therapeutin bzw. eines geeigneten Therapeuten.

Psychenet – Netz psychische Gesundheit
Das Netzwerk informiert unter „Hilfe finden“ über verschiedene Hilfsangebote im deutschen Gesundheitssystem: www.psychenet.de

Psychologische Ambulanzen an Psychologischen Instituten
In Uni-Städten gibt es an den Psychologischen Instituten häufig Ambulanzen, in denen Psychologen und Psychologinnen ihre Ausbildung zum Psychotherapeuten oder zur Psychotherapeutin absolvieren. Dort sind die Wartezeiten auf Therapie meist kürzer als in ambulanten Praxen.

Selbsthilfegruppen und Beratungsstellen

- Lokale Selbsthilfegruppen findest du über NAKOS – Nationale Kontakt- und Informationsstelle zur Anregung und Unterstützung von Selbsthilfegruppen: www.nakos.de
- Beratungsstellen für Jugend- und Eheberatung findest du auf der Seite www.dajeb.de. Dort kannst du in deinem Postleitzahlenbereich gezielt nach Angeboten suchen.
- Die Seite www.dhs.de gibt einen Überblick über Suchtberatungsstellen in deiner Nähe.
- Für Essstörungen gibt es eine Umkreissuche für entsprechende Beratungsstellen auf der Seite www.bzga-essstoerungen.de.
- Psychologische Beratungsstellen sind häufig kreisgebunden und im Internet über eine entsprechende Suchanfrage zu finden.

Apps für die psychische Gesundheit

- Die App MindDoc unterstützt dich bei der Beobachtung deiner Stimmung und informiert dich über Themen wie beispielsweise Schlafhygiene oder Möglichkeiten der Stimmungsaufhellung.
- Die App Aryia hilft dir dabei, Verhaltensweisen auf ihre Kontstruktivität hin zu untersuchen. Dadurch kannst du lernen, was dir langfristig guttut.
- Mit Daylio kann es dir gelingen, positive Routinen in deinen Alltag zu integrieren, indem du in der App festhalten kannst, was du regelmäßig tust oder gerne tun möchtest.
- Happify hält unterschiedliche kleine Übungen bereit, um dich Ängsten zu stellen oder Stress zu bewältigen.
- Headspace unterstützt dich mit kurzen oder längeren Meditationen und anderen Entspannungsübungen.

Lesetipps

Wenn du dein Selbstwertgefühl weiter stärken willst

- Nathaniel Branden (2011): Die sechs Säulen des Selbstwertgefühls. Erfolgreich und zufrieden durch ein starkes Selbst. München: Piper
- Brené Brown (2017): Verletzlichkeit macht stark – Wie wir unsere Schutzmechanismen aufgeben und innerlich reich werden. München: Goldmann
- Friederike Potreck-Rose (2006): Von der Freude, den Selbstwert zu stärken. Stuttgart: Klett-Cotta

Wenn du die Arbeit mit deinem inneren Kind vertiefen willst

- Stefanie Stahl (2015): Das Kind in dir muss Heimat finden. Der Schlüssel zur Lösung (fast) aller Probleme. München: Kailash
- Sonja Unger (2022): Depression überwinden mit dem Konzept der inneren WG. Wie Sie Meckertante, Schweinehund und Ihr inneres Kind ins Gleichgewicht bringen. Stuttgart: Trias

Wenn du den Umgang mit Kritik, Wut und Kränkungen trainieren willst

- Thubten Chodron (2011): Es ist Dein Ärger. Methoden zum Umgang mit starken Gefühlen. Bielefeld: Theseus
- Bärbel Wardetzki (2004): Ohrfeige für die Seele. Wie wir mit Kränkungen und Zurückweisung besser umgehen können. München: dtv

Wenn du dich oft sehr für andere engagierst

- Susanne Hühn (2016): Ich lasse DEINES bei dir. Co-Abhängigkeit erkennen und lösen. Darmstadt: Schirner

Wenn du dein Leben insgesamt bereichern möchtest

- Christina Berndt (2016): Zufriedenheit. Wie man sie erreicht und warum sie lohnender ist als das flüchtige Glück. München: dtv
- Jorge Bucay (2008): Komm, ich erzähl dir eine Geschichte. Frankfurt am Main: Fischer Taschenbuch
- Martin E. P. Seligman (2002): Der Glücks-Faktor. Warum Optimisten länger leben. Köln: Lübbe

Quellen

1 B. Brown (2013): Verletzlichkeit macht stark. München: Kailash

2 H.-U. Wittchen, J. Hoyer, J. (2011): Was ist Klinische Psychologie? Definitionen, Konzepte und Modelle. In: H.-U. Wittchen, J. Hoyer, J. (Hrsg.) Klinische Psychologie & Psychotherapie. Heidelberg: Springer, S. 3–25

3 E. Nijenhuis, E. (2016): Die Trauma-Trinität: Ignoranz – Fragilität – Kontrolle. Göttingen: Vandenhoeck & Ruprecht. https://doi.org/10.13109/9783666402616

4 Bundesinstitut für Arzneimittel und Medizinprodukte: Internationale statistische Klassifikation der Krankheiten und verwandter Gesundheitsprobleme, Bearbeitungsstand 6.122022. https://www.dimdi.de/static/de/klassifikationen/icd/icd-10-gm/kode-suche/htmlgm2023/. Abruf am 16.8.2023

5 Bundesinstitut für Arzneimittel und Medizinprodukte: ICD-11 in Deutsch – Entwurfsfassung 1.1.2022. https://www.bfarm.de/DE/Kodiersysteme/Klassifikationen/ICD/ICD-11/uebersetzung/_node.html. Abruf am 16.8.2023

6 R.C. Kessler, R.C., S. Aguilar-Gaxiola, S. J. Alonso, et al. (2017): Trauma and PTSD in the WHO world mental health surveys. European Journal of Psychotraumatology 8(sup5):1353383

7 A. Perkonigg, A. R.C. Kessler, R.C. S. Storz, S. H.-U. Wittchen (2000): Traumatic events and post-traumatic stress disorder in the community: prevalence, risk factors and comorbidity. Acta Psychiatrica Scandinavica 101, 45–59

8 F. Shapiro (2001): Eye movement desensitization and reprocessing. Basic principles, protocols and procedures (2nd ed.). New York: Guilford Press

[9] N. Jayasinghe, C. Giosan, J. Difede, et al. (2006): Predictors of responses to psychotherapy referral of WTC utility disaster workers. Journal of Traumatic Stress 19, 307–312; C. Rubin, D. Bersten, M. K. Bonhi (2008): A memory-based model of posttraumatic stress disorder: evaluation basic assumptions underlying the PTSD diagnosis. Psychology Review 115, 985–1011

[10] R. Seides (2010): Should the current DSM-IV-TR definition for PTSD be expanded to include serial and multiple microtraumas as aetiologies? Journal of Psychiatric and Mental Health Nursing, 17, 725–731

[11] S3-Leitlinie Posttraumatische Belastungsstörung (2019). Deutschsprachige Gesellschaft für Psychotraumatologie (DeGPT). Stand: 2019

[12] S3-Leitlinie Posttraumatische Belastungsstörung (2016). Deutschsprachige Gesellschaft für Psychotraumatologie (DeGPT). Stand 2016

[13] L. Reddemann, C. Dehner-Rau (2020): Trauma verstehen, bearbeiten, überwinden. Ein Übungsbuch für Körper und Seele. Trias

[14] Ebd.

[15] J.A. Bodkin, H.G. Pope, M.J. Detke, J.I. Hudson (2007): Is PTSD caused by traumatic stress? Journal of Anxiety Disorders 21 (2007), 176–182

[16] https://dorsch.hogrefe.com/stichwort/mobbing. Abruf am 8.5.2023

[17] K. Björkqvist, Kaj, K. Österman, M. Hjelt-Bäck (1994): Aggression among university employees. Aggressive Behavior 20, 173–184

[18] APA [American Psychiatric Association] (2015). Diagnostisches und Statistisches Manual Psychischer Störungen DSM-5. Hogrefe

[19] Z. Baran Tatar, S. Yuksel (2018): Mobbing at workplace. Psychological trauma and documentation of psychiatric symptoms. Archives of Neuropsychiatry. doi:10.29399/npa.22924

[20] J.M. Laposa, L.E. Alden, L.M. Fullerton (2003): Work stress and posttraumatic stress disorder in ED nurses/personnel. Journal of Emergency Nursing Feb;29(1):23-8. doi: 10.1067/men.2003.7

[21] L. Aristidou, M. Mpouzika, E.D.E. Papathanassoglou, et al. (2020): Association between workplace bullying occurrence and trauma symptoms among healthcare professionals in Cyprus. Frontiers in Psychology Nov 12;11:575623

[22] S.B. Matthiesen, S. Einarsen (2004): Psychiatric distress and symptoms of PTSD among victims of bullying at work. British Journal of Guidance & Counseling Vol. 32(3), 335–356

[23] E.G. Mikkelsen, S. Einarsen (2002): Basic assumptions and symptoms of post-traumatic stress among victims of bullying at work. European Journal of Work and Organizational Psychology Vol. 11 (1), 87–111

[24] J.W. Crosby, J. Oehler, K. Capaccioli (2010): The relationship between peer victimization and post-traumataic stress symptomatology in a rural sample. Psychology in Schools Vol. 47 (3), 297–309

[25] T. Idsoe, A. Dyregrov, E.D. Idsoe (2012): Bullying and PTSD symptoms. Journal of Abnormal Child Psychology Aug;40(6):901-11. doi: 10.1007/s10802-012-9620-0

[26] E. Cerni Obrdalj, K. Sesar, Z. Santic, et al. (2013): Trauma symptoms in pupils involved in school bullying. A cross sectional study cConducted in Mostar, Bosnia and Herzegovina. Coll Antropol 37.11-6

[27] J. Gysi (2022): Diagnostik von Traumafolgestörungen. Multiaxiales Trauma-Dissoziations-Modell nach ICD-11, Göttingen: Hogrefe.

[28] R. Schlack, J. Rüdel, A. Karger, et al. (2013): Körperliche und psychische Gewalterfahrungen in der deutschen Erwachsenenbevölkerung. Bundesgesundheitsblatt 56, 755–764. doi: 10.1007/s00103-013-1691-8. Abruf am 16.8.2023

[29] N. Breslau, E.L. Peterson, L.R. Schultz (2008): A second look at prior trauma and the posttraumatic stress disorder effects of subsequent trauma: a prospective epidemiological study. Arch Gen Psychiatry 2008 Apr;65(4):4

[30] K. Schock (2016): Nähere Begriffsbestimmung der Retraumatisierung, klinische Bedeutung und Abgrenzung zu verwandten Entitäten. Dissertation, Freie Universität Berlin, Fachbereich Erziehungswissenschaft und Psychologie

[31] L. Reddemann, C. Dehner-Rau (2020): Trauma verstehen, bearbeiten, überwinden. Ein Übungsbuch für Körper und Seele. Trias

[32] M. Olff (2017): Sex and gender differences in post-traumatic stress disorder: an update. European Journal of Psychotraumatology 2017 Sep 29;8. doi: 10.1080/20008198.2017.1351204

[33] Bengel et al. (2012): Schutz- und Risikofaktoren für Traumafolgestörungen. Zeitschrift für Klinische Psychologie und Psychotherapie (41:3), 148–165

[34] Ebd.

[35] Ebd.

[36] Ebd.

[37] Ebd.

[38] Ebd.

[39] Ebd.

[40] Ebd.

[41] M.E.P. Seligman (1979): Erlernte Hilflosigkeit. München, Wien, Baltimore: Urban und Schwarzenberg

[42] Bengel et al. (2012): Schutz- und Risikofaktoren für Traumafolgestörungen. Zeitschrift für Klinische Psychologie und Psychotherapie (41:3), 148–165

[43] Ebd.

[44] Ebd.

[45] https://www.mpib-berlin.mpg.de/pressemeldungen/der-einfluss-von-testosteron. Abruf am 8.9.2023

[46] K. Sevecke, A. Wenter, N. Haid-Stecher et. al. (2022): Die psychische Gesundheit unserer Kinder und Jugendlichen und deren Behandlungsmöglichkeiten im Drei-Länder-Vergleich (Ö, D, CH) unter Berücksichtigung der Veränderungen durch die COVID-19-Pandemie. Neuropsychiatr 36, 192–201. https://doi.org/10.1007/s40211-022-00438-9

[47] WHO: Ottawa-Charta zur Gesundheitsförderung, 1986. https://apps.who.int/iris/handle/10665/349654. Abruf am 16.8.2023

[48] I. Rothe, L. Adolph, B. Beermann, et al. (2017): Psychische Gesundheit in der Arbeitswelt. Wissenschaftliche Standortbestimmung. Berlin: Bundesanstalt für Arbeitsschutz und Arbeitsmedizin

[49] Pronova BKK (2022): Arbeiten 2022 – Ergebnisse einer Befragung von Arbeitnehmerinnen und Arbeitnehmern

[50] A. Wöhrmann, S. Gerstenberg, L. Hünefeld et al. (2016): Arbeitszeitreport Deutschland 2016. 1. Auflage. Dortmund: Bundesanstalt für Arbeitsschutz und Arbeitsmedizin

[51] Statistisches Bundesamt. Qualität der Arbeit – Wöchentliche Arbeitszeit. https://www.destatis.de/DE/Themen/Arbeit/Arbeitsmarkt/Qualitaet-Arbeit/Dimension-3/woechentliche-arbeitszeitl.html. Abruf am 23.7.2023

[52] K. Schulze Buschoff (2015): Atypische Beschäftigung wird normal, aber haben die Rentensysteme bereits reagiert? Ein Vergleich von sechs europäischen Ländern. Berlin: Friedrich-Ebert-Stiftung

[53] DAK Gesundheitsreport 2013. IGES Institut GmbH. https://www.dak.de/dak/download/praesentation-bundesweiter-gesundheitsreport-2013-1318304.pdf. Abruf am 9.6.2023

[54] T. Hildebrand, S. Dehl, K. Zich, H.-D. Nolting (2023): Gesundheitsreport. Analyse der Arbeitsunfähigkeiten. Gesundheitsrisiko Personalmangel: Arbeitswelt unter Druck. DAK: Beiträge zur Gesundheitsökonomie und Versorgungsforschung (Bd. 44)

[55] 55 Ebd.

[56] CPP Global Human Capital Report (2008): Workplace conflict and how business can harness it to thrive

[57] Bundesministerium für Familie, Senioren, Frauen und Jugend (2020): Familie heute. Daten, Fakten, Trends. Familienreport 2020. www.bmfsfj.de/resource/blob/163108/ceb1abd3901f50a0dc484d899881a223/familienreport-2020-familie-heute-daten-fakten-trends-data.pdf. Abruf am 9.9.2023

[58] Entspann dich! TK Stressstudie 2021

59 Bundesministerium des Inneren und für Heimat (2022): Häusliche Gewalt. Lagebild. https://www.bmi.bund.de/SharedDocs/kurzmeldungen/DE/2023/07/lagebild-hg.html. Abruf am 14.7.2023

60 A. Tempelmann, J. Sieland, K. Kolpatzik (2022): AOK Familienstudie 2022. Studienzusammenfassung. Berlin: AOK-Bundesverband. https://aok-bv.de/imperia/md/aokbv/hintergrund/dossier/praevention/aok_familienstudie_2022_kurz.pdf. Abruf am 9.9.2023

61 https://www.destatis.de/DE/Presse/Pressemitteilungen/2023/06/PD23_246_225.html. Abruf am 2.7.2023

62 https://www.bka.de/DE/IhreSicherheit/RichtigesVerhalten/Radikalisierung/radikalisierung_node.html. Abruf am 17.6.2023

63 https://www.verfassungsschutz.de/DE/themen/rechtsextremismus/zahlen-und-fakten/zahlen-und-fakten_node.html. Abruf am 17.6.2023

64 Bundeskriminalamt (2015): Analyse der Radikalisierungshintergründe und -verläufe der Personen, die aus islamistischer Motivation aus Deutschland Richtung Syrien oder Irak ausgereist sind

65 Ebd.

66 A. Zick, B. Küpper, N. Mokros (2023): Die distanzierte Mitte. Rechtsextreme und demokratiegefährdende Einstellungen in Deutschland 2022/23. Bonn: Friedrich-Ebert-Stiftung

67 Ebd.

68 Forsa-Befragung zu Hate Speech 2021 – Ergebnisbericht. Landesanstalt für Medien. https://www.medienanstalt-nrw.de/presse/pressemitteilungen-2021/2021/juni/neue-forsa-zahlen-zur-wahrnehmung-von-hassrede-im-netz.html#:~:text=Ergebnisbericht%20der%20forsa%2DBefragung%20zu%20Hassrede%20im%20Netz. Abruf am 16.8.2023

69 https://www.tk.de/resource/blob/2135626/745900ec03dfdec67269a15dc5b02ff8/tk-studie-cybermobbing-iv-data.pdf. Abruf am 16.8.2023

70 K.L. Samuels, M.M. Maine, M. Tantillo (2019): Disordered eating, eating disorders, and body image in midlife and older Women. Current Psychiatry Reports, 21(8). doi:10.1007/s11920-019-1057-5

71 Repräsentative Umfrage der Splendid Research GmbH 2019

72 K. Grawe (1989): Psychologische Therapie. Göttingen: Hogrefe

73 P. Ekman (2010): Gefühle lesen. Wie Sie Emotionen erkennen und richtig interpretieren. Heidelberg: Spektrum

74 K. Grawe (1989): Psychologische Therapie. Göttingen: Hogrefe

75 S. Rust (2013): Wenn die Giraffe mit dem Wolf tanzt. Vier Schritte zu einer einfühlsamen Kommunikation. Dorfen: Koha

Bibliografische Information der Deutschen Nationalbibliothek
Die Deutsche Nationalbibliothek verzeichnet diese Publikation in der deutschen Nationalbibliografie; detaillierte bibliografische Daten sind im Internet über https://dnb.de abrufbar.

ISBN 978-3-8426-4268-3 (Print)
ISBN 978-3-8426-4269-0 (PDF)
ISBN 978-3-8426-4270-6 (EPUB)

Originalausgabe

Die Ratgebermarke der Schlütersche Fachmedien GmbH
Hans-Böckler-Allee 7, 30173 Hannover
www.humboldt.de
www.schluetersche.de

Lektorat:	Linda Strehl, wort & tat, München
Covergestaltung:	ZERO Werbeagentur, München
Coverfoto:	Covermotiv: Shutterstock/octomesecam
Satz:	PER MEDIEN & MARKETING GmbH, Braunschweig
Druck und Bindung:	gutenberg beuys feindruckerei GmbH, Langenhagen

Gedruckt mit mineralölfrei hergestellten Druckfarben und Strom aus erneuerbaren Energien. Die eingesetzten Klebe- und Bindestoffe entsprechen den derzeitigen Umweltstandards, die vom RAL Institut für Gütesicherung und Kennzeichnung geprüft wurden. Die Druckplattenentwicklung erfolgte mit reduziertem Einsatz von Chemikalien.

Klimaneutral
Druckprodukt
ClimatePartner.com/10951-2312-1003